U0214618

小说本草系列

本草觅趣

围炉煮茶
聊药香

李成辉 主编

SPM
南方传媒
广东科技出版社
全国优秀出版社
广州

图书在版编目（CIP）数据

本草觅趣：围炉煮茶聊药香 / 李成辉主编. —广州：广东科技出版社，2022.8

（小说本草系列）

ISBN 978-7-5359-7908-7

Ⅰ.①本… Ⅱ.①李… Ⅲ.①中草药—普及读物 Ⅳ.①R28-49

中国版本图书馆CIP数据核字（2022）第140164号

本草觅趣：围炉煮茶聊药香
Bencao Mi Qu：Wei Lu Zhu Cha Liao Yaoxiang

出 版 人：严奉强
策划编辑：曾永琳
责任编辑：郭芷莹
装帧设计：友间文化
责任校对：高锡全
责任印制：彭海波
出版发行：广东科技出版社
　　　　　（广州市环市东路水荫路11号　邮政编码：510075）
销售热线：020-37607413
http://www.gdstp.com.cn
E-mail：gdkjbw@nfcb.com.cn
经　　销：广东新华发行集团股份有限公司
印　　刷：广州市岭美文化科技有限公司
　　　　　（广州市荔湾区花地大道南海南工商贸易区A幢　邮政编码：510385）
规　　格：889 mm×1 194 mm　1/32　印张11.625　字数282千
版　　次：2022年8月第1版
　　　　　2022年8月第1次印刷
定　　价：88.00元

作者信息

李成辉（广州中医药大学第二附属医院）

黄　镛（广州中医药大学第二附属医院）

余文新（广州中医药大学第二附属医院）

郑丹文（广州中医药大学第二附属医院）

邓　华（广州中医药大学第二附属医院）

樊冬梅（广州中医药大学第一附属医院）

何文文（广州中医药大学第二附属医院）

梁子健（广州中医药大学第二附属医院）

罗家胜（广州市番禺区中医院）

罗明超（广州中医药大学第二附属医院）

任宝琦（广州中医药大学第二附属医院）

孙　燕（广州市越秀区中医院）

叶思婷（广州中医药大学第二附属医院）

张益忠（广东省东莞市寮步医院）

周　敏（广州中医药大学第二附属医院）

朱钦辉（广东省梅州市人民医院）

李　航（广州康大职业技术学院）

林云霞（广州中医药大学中药学院）

金连顺（广州中医药大学第二附属医院）

胡世云科普团队介绍

胡世云，广东省中医院主任医师，出生于新安医学世家，国医大师朱良春先生学术继承人，临床医学博士，主要从事高血压和冠心病的中西医研究及内科疑难杂症的中西医诊治。主持省部级课题1项、厅局级课题2项，参加国家和省部级课题5项，在国内核心期刊发表有影响的文章30余篇。主编专著3部，整理专著3部，参编专著3部。

胡世云致力于中医科普十余年，是中央电视台《健康之路》节目的特约嘉宾。目前开设了多个中医科普园地：微信公众号"胡世云主任"、39健康网专栏"胡说中医"、今日头条专栏"胡博士说中医"等。

胡世云带领团队打造了《肾虚就这么补》《脾虚就这么补》等科普图书，推广中医药文化，构筑了科学、严谨、通俗、有趣味的中医药世界，为大众读者养生保健、防治疾病提供了有力的参考。

胡世云科普团队主要成员

（按姓名拼音排序）

陈文东　邓　华　符　丽　何文文　黄　镛　李成辉　梁子健

林宏通　刘惠玲　覃　军　任宝琦　沈鸿婷　夏晓莉　谢鸣坤

叶思婷　张彩霞　郑显辉　周　敏　庄春娜

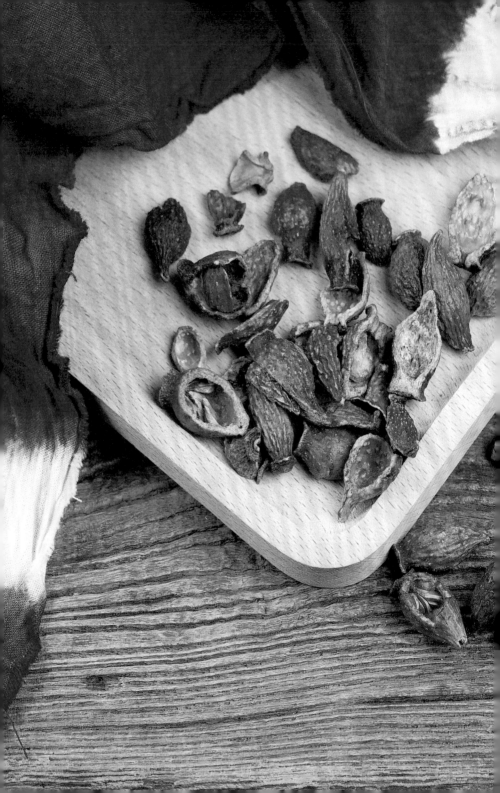

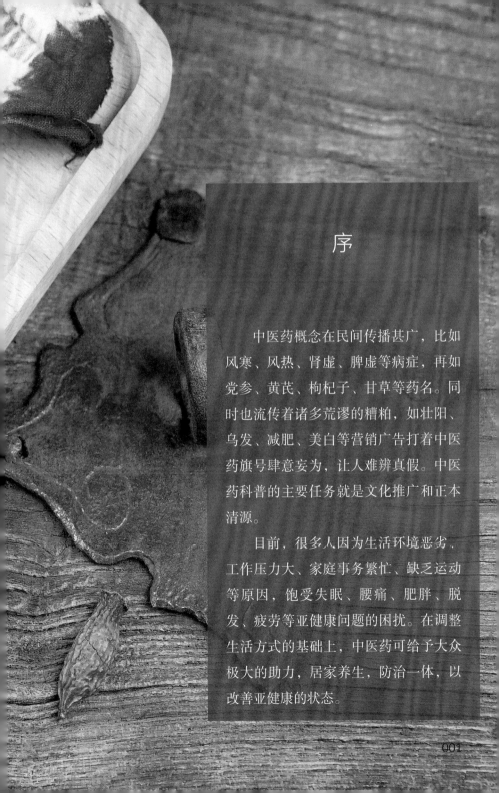

序

中医药概念在民间传播甚广，比如风寒、风热、肾虚、脾虚等病症，再如党参、黄芪、枸杞子、甘草等药名。同时也流传着诸多荒谬的糟粕，如壮阳、乌发、减肥、美白等营销广告打着中医药旗号肆意妄为，让人难辨真假。中医药科普的主要任务就是文化推广和正本清源。

目前，很多人因为生活环境恶劣、工作压力大、家庭事务繁忙、缺乏运动等原因，饱受失眠、腰痛、肥胖、脱发、疲劳等亚健康问题的困扰。在调整生活方式的基础上，中医药可给予大众极大的助力，居家养生，防治一体，以改善亚健康的状态。

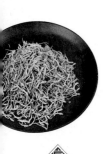

序

　　本书行文轻快，采用拟人手法和诗词、对话、故事等方式，先从中药入手，然后拓展叙述解决实际问题的保健预防手段，使本书便于阅读和理解。书中内容由点到面，重点讲述中药对疾病的防治作用，所以黄芪归类在痛风板块，枸杞子归类在肥胖板块，三七归类在腰痛板块，等等。书中多选取毒副作用无或小的中药，从古籍记载，到现代研究，论证其应用的可行性和科学性。固然"病从浅中治"，但"是药三分毒"，不建议读者盲目"照葫芦画瓢"，还需要参考专业医师的意见。

　　广东省中医院力求实现中医药现代化，推崇"以病人为中心"，此书正是在这种医院文化理念的指导下编写而成，全书图文并茂，简洁有趣，中西会通。书中理念并无门户之见，符合务实包容的价值观。

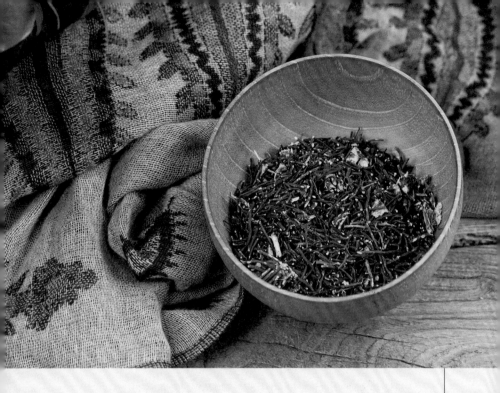

前言

　　在大时代的潮流下，生活环境和生活方式皆发生了巨大的改变，亚健康问题也随之而来，日夜困扰着人们。合理的休息和运动固然是理想的防治策略，而适当的中医药手段干预，则可以让这些难缠小病得到更快更好的解决。

　　中医药传承了2000多年，凝聚着古人的智慧，结合新中国成立以来中医药研究的"快车道"发展，现代中医药可谓科学而严谨，寓防与治于一体，能够切实帮助人们驱赶疾病。

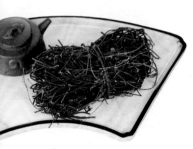

　　本书主要针对常见的失眠、脱发、肥胖、咳嗽、腰痛、痛风、胃病、夜尿症、口臭、湿热等难缠小病，从对中药的讲述中，引申出具体的保健和防治指引。

　　本书以中药为中心，从古人的理解（前世），到现代科学研究（今生），着重描述中药对疾病的作用机制和适用情形，以形成对疾病和中医药的立体认识，避免失之片面和刻板而疗效不达。书中亦有药物故事、问答设计，帮助轻松记忆，形成对"疾病—中药—防治策略"的完整认识。

　　本书大量运用拟人等手法，图文结合，希望以通俗易懂的方式，让科学知识更容易被接受，让中医药文化更深入人心。

目　录
Contents

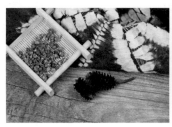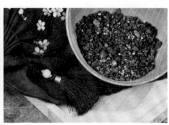

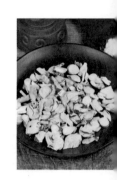

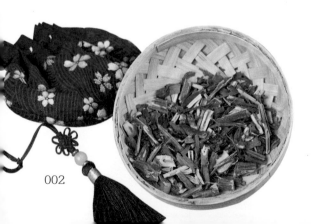

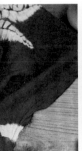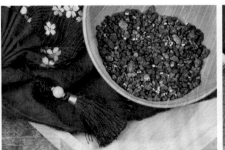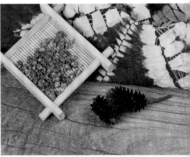

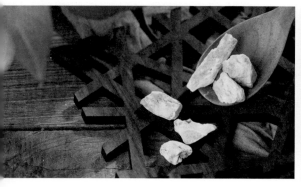
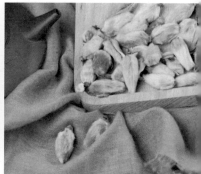

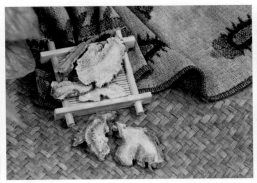
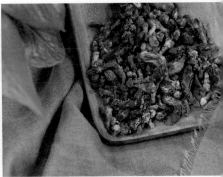

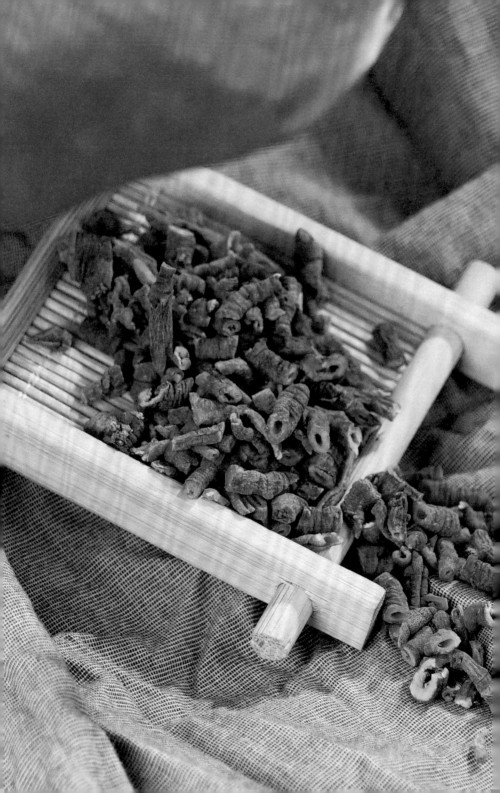

楔

子

小　卫：胡博士，我听说，中医药都是调理身体的，不能治病，
是吗？

胡博士：中医药可以治未病，也可以治病。而前者，是中医药的特
色之一，现代中医药广泛应用于各科病症。

小　卫：可以通过中药了解中医吗？

胡博士：可以的。中医理论从某种角度来说，亦是对中药治疗的总
结和升华。

小　卫：对别人有效的中药方子，对我也会有效吗？

胡博士：不一定的。个人体质不一样，发病原因也不一样，同病乃
有异治。

小　卫：书中介绍的食疗方，一定有效吗？

胡博士：不一定的。食疗一般没有方剂的效果好，所以有时达不到
效果，需要专业医师进一步诊治。

小　卫：最近身体有些不适，可以用什么方法调节？

胡博士：寻求疾病原因、生活干预、食疗等，如果效果不理想，再

找专业医师。大概可以遵循这个顺序。不过急性病需要及时就医，这也是现代急诊设置的基本原因。

小　卫：我尝试过很多方法治疗失眠，效果都不好，怎么办？

胡博士：失眠与其他疾病不一样，属于身心疾病，且心理因素占比很大，药物往往是辅助治疗，必要时需要心理专科介入帮助。

小　卫：那如果食疗效果不好，会不会损伤身体呢？

胡博士：首先，观察效果不好时，便不建议继续。其次，食疗多选用药食同源类或毒副作用小的中药配伍。最后，食疗也需要区分人群，不能盲目进行。

小　卫：那掉头发也是一样吗？压力导致雄激素分泌过多？

胡博士：这是主要原因之一。生活方式很重要，比如不要吃刺激性食物、不要熬夜、多洗头等，很多疾病都是一个综合结果。

小　卫：曼妙的身姿，会比较长寿吗？

胡博士：身体质量指数（BMI）正常就好。不过肥胖对于心血管系统等危害很大。另外，为了减肥而乱用方法，可能会导致胃肠副作用或代谢紊乱等，也是不可取的。

小　卫：那我经常感冒，是因为我身上的细菌比别人多吗？

胡博士：不是的。主要是免疫力低下。人人身上都有细菌，当免疫力下降时，这些细菌就会伺机侵犯机体。感冒大多数是病毒感染，不过道理没差。

小　卫：那我的过敏性鼻炎也很困扰我呀。

胡博士：过敏性鼻炎比较难治，环境因素影响很大，如果城市的空气清新、温暖、舒适，你的鼻炎会好很多。运动锻炼是有帮助的。中医药也有帮助，可以减轻症状和调节过敏体质。

小　卫：那我喉咙痛，使劲吃点板蓝根就可以了，是吗？

胡博士：有时候有效。不过，如果是鼻涕倒流或胃酸倒流引起的咽喉疼痛，那就没有效果哟。而且，板蓝根偏于苦寒，也不宜过多服用。

小　卫：我年纪轻轻，就经常腰背酸痛，补肾就可以了吗？

胡博士：不一定的。得看看有没有腰椎间盘突出之类的其他疾病，个别还需要手术治疗。如果是肾虚型的慢性腰痛，补肾的确可以取得良效。

小　卫：我自己可以鉴别是哪一种类型的腰痛吗？

胡博士：一般来说，需要看发病过程、疼痛的方式、诱发加重的方式，必要时需要配合现代医学检查。简而言之，搞不懂，还是得找骨科的专业医师。

小　卫：痛风都是吃出来的吗？

胡博士：饮食当然很有关系。不过，尿酸排得慢也是元凶。所以中医更注重改善人体的整个代谢功能，乃至有时候会建议患者吃点乌鸡白凤丸之类来调节体质，改善代谢。

小　卫：听起来有道理，如果我代谢得快，是不是吃得多也没关系？

胡博士：粗茶淡饭才是养生，不要贪嘴。

小　卫：那胃痛也都是吃出来的咯？

胡博士：胃喜欢温暖的、容易消化的食物，也喜欢适量的、有规律的进食方式。它不喜欢酸的、甜的、寒凉的食物，也不喜欢不规律地进食，并且不喜欢茶、咖啡、酒等。而且，焦虑、紧张、抑郁等都会诱发胃的应激反应，对其产生伤害。所以，胃需要好好养护。

小　卫：你说得对，不过人哪有天天开心的呀。

胡博士：是的，所以疾病也常伴左右。如果有胃病病史，也可以多做日常养护，注意情绪调节管理，未病先防嘛。

小　卫：那我晚上三四次夜尿是不是肾虚呢？

胡博士：孕妇或产后容易多尿，是因为生产过程损伤盆底肌，所以提肛运动会有用。而其他年轻人的夜尿，的确和肾虚、气虚或阳虚脱不了关系，但也要注意排除其他器质性疾病。

小　卫：我的口臭太厉害了，女朋友都嫌弃我了。

胡博士：口臭大体和微生物有关。大部分还是口腔本身的问题，小部分是胃肠、鼻、咽喉等的问题。口腔问题也要分清楚是舌苔、牙周等哪一个环节。

小　卫：口臭也这么复杂，有没有简单的法子解决一下？

胡博士：简单的方法就是抑菌，不过这是治标不治本的。最好养成好的生活习惯，口腔保持清洁，增强免疫力，减少微生物的繁殖。中医药也可以帮助调节口腔的微环境，让微生物没那么快乐地生活。

小　卫：广东人的凉茶要不要试一下？很苦，但很有用。

胡博士：一般是不建议长期喝凉茶的。个别体质的人才能适应凉茶，因为凉茶主要是苦寒之物，会损伤脾胃。并且，有些商家可能会在凉茶里面添加一些乱七八糟的西药。

小　卫：那凉茶这么流行，不会没有道理吧？

胡博士：是的，广东人容易湿热，其实你可以喝"清补凉"，效果就很好，相对来说更适合大众人群。不过阳虚体质和痰湿体质的人也不太适合喝"清补凉"。

小　卫：我知道长生不老是不可能的，不过永葆青春可以不？

胡博士：当然也不可能。抗衰老是可以的，根据个人体质，可以制订不同的保健养生方案，中医药可以作为其中一环。

小　卫：那我冬虫夏草、燕窝天天吃不就得了？

胡博士：这些只是物以稀为贵，性价比就没那么喜人了。并且，适合自己的才是最好的，也不见得顿顿大龙虾，身体就更健康啊。

小　卫：我们中青年人群，有时想多花精力在工作上，可是有心无力，只好放弃这样的生活方式。

胡博士：你可以尝试抗疲劳的中药调理。当然，好的生活习惯是前提和基础，一边熬夜，一边抗疲劳，是不建议的。

第一章

失眠可知定魂汤

一 失眠

　　失眠又称为睡眠障碍，是指睡眠的始发和维持发生障碍，致使睡眠质量不能满足个体生理需要而显著影响患者白天活动的一种睡眠障碍综合征。

　　失眠主要表现为入睡困难（入睡时间超过30分钟）、睡眠维持障碍（整夜觉醒次数为2次或2次以上）、多梦、早醒、睡眠质量下降和总睡眠时间减少（通常少于6小时），同时伴有日间功能障碍。简而言之，就是睡不着、睡不好，最后连白天都不想动了。

　　马王堆汉墓出土的医书说："一夕不卧，百日不复。"这与现在所说的"中午不睡，下午崩溃"，异曲而同工也。从中医角度来说，失眠可以分为多种类型：肝火扰心、痰热扰心、胃气失和、瘀血内阻、心胆气虚、心脾两虚、心肾不交等。

　　其中，有研究发现，在医院处方中，治疗失眠的药物中，使用频率居前20位的药物依次为酸枣仁、枳壳、白术、茯神、白芍、川芎、知母、钩藤、珍珠母、黄芩、黄连、玄参、黄芪、黄柏、首乌藤、茯苓、丹参、合欢皮、陈皮和合欢花。整体而言，以养心安神药为基础，辅以补气药、补血药、滋阴药、活血药、行气药和化痰药。

药物治疗对于失眠并非首选。因为药物有时候就像拐杖，它只能帮助你走路，而不能真正治好你的腿脚。但"拐杖"也必不可少，药物的辅助治疗非常有必要，因为失眠所需的心理和行为疗法有时显得效力不足。

房贷、车贷、相亲、考试、工作等，对于大部分现代人来说都宛如沉重大山，除了失眠，多梦亦不少见。放眼天下，又有几人能真正"躺平"，往往"艰难困苦，玉汝于成"才是常态，所以强化体质、疏导身心才显得如此重要。

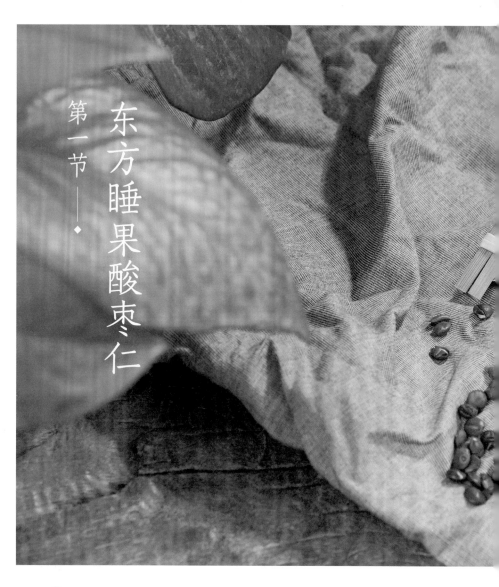

第一节 ◆

东方睡果酸枣仁

　　酸枣仁似一个性情温润的女子，身着紫褐色外衣，眼中有一泓清水荡漾。当人体世界的心肝火盛，影响夜间休息之时，酸枣仁便施施然前来，用她独特的酸味平息这无名肝火，抚慰战栗的心灵，以免梦里大战神魔之苦。

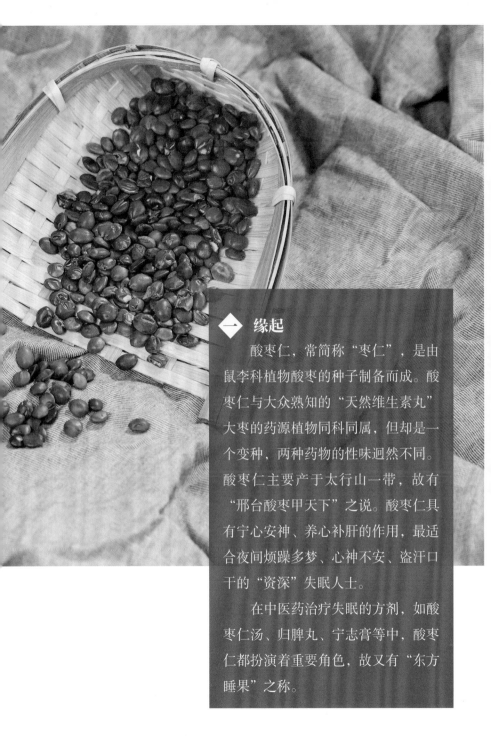

一 缘起

　　酸枣仁，常简称"枣仁"，是由鼠李科植物酸枣的种子制备而成。酸枣仁与大众熟知的"天然维生素丸"大枣的药源植物同科同属，但却是一个变种，两种药物的性味迥然不同。酸枣仁主要产于太行山一带，故有"邢台酸枣甲天下"之说。酸枣仁具有宁心安神、养心补肝的作用，最适合夜间烦躁多梦、心神不安、盗汗口干的"资深"失眠人士。

　　在中医药治疗失眠的方剂，如酸枣仁汤、归脾丸、宁志膏等中，酸枣仁都扮演着重要角色，故又有"东方睡果"之称。

二
前世

🌿 1. 《本草纲目》

其仁甘而润，故熟用疗胆虚不得眠、烦渴虚汗之证，生用疗胆热好眠。皆足厥阴、少阳药也，今人专以为心家药，殊昧此理。

🌿 2. 《药品化义》

枣仁，仁主补，皮赤类心，用益心血，其气炒香，化为微温，借香以透心气，得温以助心神。凡志苦伤血，用智损神，致心虚不足，精神失守，惊悸怔忡，恍惚多忘，虚汗烦渴，所当必用。又取香温，以温肝、胆。若胆虚血少，心烦不寐，用此使肝、胆血足，则五脏安和，睡卧自宁；如胆有实热，则多睡，宜生用以平服气。因其味甘炒香，香气入脾，能醒脾阴，用治思虑伤脾及久泻者，皆能奏效。

三
今生

睡眠主要依靠大脑中的血清素、谷氨酸、γ-氨基丁酸（GABA）及多种神经递质共同调节。

酸枣仁化学成分复杂，现在已经被证实与睡眠相关的有效成分为酸枣仁皂苷类、生物碱类、黄酮类及类黄酮类成分，在延长睡眠时间、缩短受试动物睡眠时间方面效果显著。它主要是通过改变GABA和5-羟色胺含量来影响失眠，从而达到镇静催眠的最终效果。

现代医学临床中，酸枣仁的主治疾病除了失眠、焦虑、抑郁、神经衰弱，还包括心悸、更年期综合征、健忘、神经性头痛、紧张性头痛、早泄、高血压等。

四 对话酸枣仁

小　卫：我最近失恋，难受、想哭、睡不着，可以用点酸枣仁吗？

酸枣仁：本品几乎适合所有类型的失眠。如果你伴有肝气郁结，也可以加一些柴胡、郁金等疏导肝气之品，效果更佳。另外，走出阴霾还需要自我调节情绪。

小　卫：相比地西泮之类的西药，酸枣仁效果怎么样？

酸枣仁：研究表明，与地西泮相比，酸枣仁作用效果稍慢，但作用时间更长久，服用后对学习记忆的损害也比较小，也几乎没有成瘾性。只能说各有千秋，存在即有一定的合理性。

小　卫：酸枣仁有没有副作用？

酸枣仁：本品属于药食同源类，安全性毋庸担心。不过，"凡有实邪郁火及患有滑泄症者慎服"，也就是说容易拉肚子的人群和容易暴怒、火气大的人群则不太适合使用。

小　卫：除此之外，酸枣仁还有其他用途吗？

酸枣仁：本品的主要功效是"养心补肝，宁心安神，敛汗，生津"，临床主要用于虚烦不眠、惊悸多梦、体虚多汗、津伤口渴。

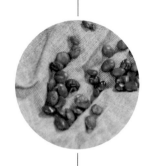

五

用法指引

🌱 1. 酸枣仁茶 ┈┈┈┈┈┈┈┈┈┈┈┈┈┈┈┈┈┈┈┈

准备适量的酸枣仁，先将酸枣仁炒熟，并将
其加工成粉末。在每天睡前取适量用开水冲
泡做茶来饮用。

🌱 2. 酸枣仁粥 ┈┈┈┈┈┈┈┈┈┈┈┈┈┈┈┈┈┈┈┈

先选用适量的优质酸枣仁、龙骨，把两种药
材同时煎煮，取其汁。再将大米熬粥，待之
快完成时加入煎好的汤汁，直至酸枣仁粥完
成，在晚上服用。

🌱 3. 酸枣仁芹菜根汤 ┈┈┈┈┈┈┈┈┈┈┈┈┈┈┈┈

准备适量的酸枣仁与芹菜根，芹菜根与酸枣
仁的质量比为10∶1，把二者洗净后同时入水
煎服。

六 趣闻

河南省新乡市延津县，古称酸枣县。至今，延津县还保留着一个酸枣阁公园，它因有一棵饱经沧桑又坚如硬铁的千年酸枣树而得名。

此处有明朝李戴《石婆固东岳庙古酸枣记》石刻："吾禀延，古酸枣邑也。邑以木得名，必为土之所宜。历观郊野，丛生则有之，未有成树者。惟石婆固东岳庙后遗一株，其大合抱，其高数丈，宛如怪石壁立。居民皆不知所从来。考断碑记，则称尉迟敬德奉命董修庙之役，曾系马挂策其上。所载业侍御为祟，岳神显灵，事涉不经，姑略而不谈。独所云尉迟公旧迹，则此必唐以前古树也。故吊古者往往赴观焉……"

亦有诗云："炒香研粉酸枣仁，医治失眠是佳品。增效可添延胡索，夜交鸡血双藤粉。养肝敛汗宁心志，药王炒用治癫僧。"它说的是唐永淳年间，相国寺一僧癫狂，妄哭妄动，狂呼奔走半年，百医无效。孙思邈用朱砂一两，酸枣仁、乳香各半两，研末调酒服下，以微醉为度，服毕卧睡。癫狂僧人顿时痊愈。

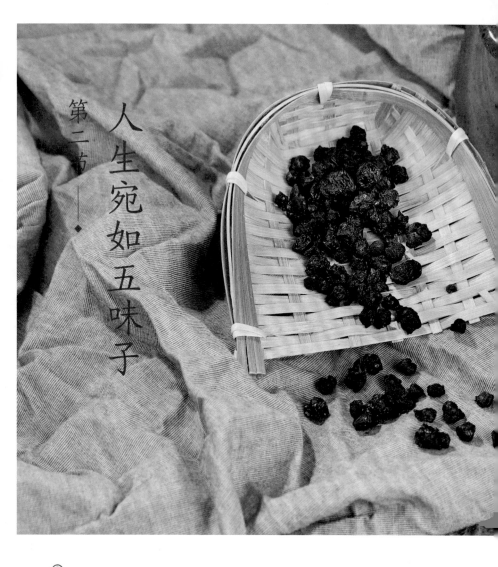

第二节

人生宛如五味子

五味子宛如一个蕴结沧桑的男人，不论斜风细雨、人生悲愁，却也遇景开怀，"且尽生前有限杯"。当人体世界出现虚火上炎，潮热汗出，心慌烦闷，夜间多梦易醒时，五味子便可以他过来人的身份，娓娓道出安神良言，安抚体内动荡的情绪，人们自然心平气和，获得更好的睡眠质量。

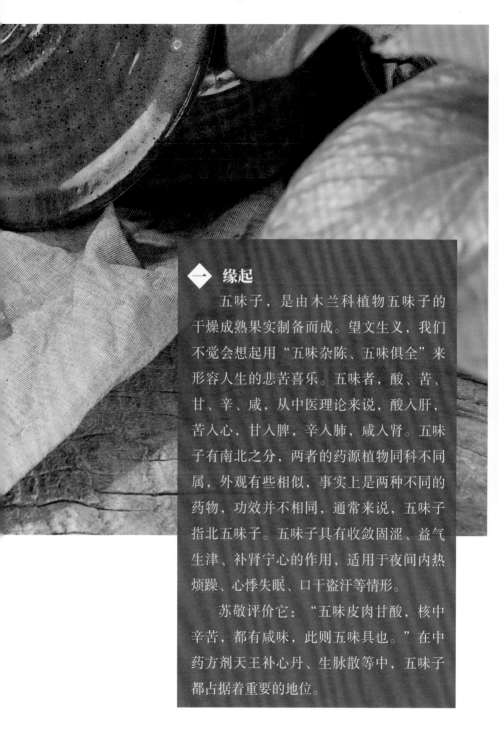

◆一 缘起

五味子，是由木兰科植物五味子的干燥成熟果实制备而成。望文生义，我们不觉会想起用"五味杂陈、五味俱全"来形容人生的悲苦喜乐。五味者，酸、苦、甘、辛、咸，从中医理论来说，酸入肝，苦入心，甘入脾，辛入肺，咸入肾。五味子有南北之分，两者的药源植物同科不同属，外观有些相似，事实上是两种不同的药物，功效并不相同，通常来说，五味子指北五味子。五味子具有收敛固涩、益气生津、补肾宁心的作用，适用于夜间内热烦躁、心悸失眠、口干盗汗等情形。

苏敬评价它："五味皮肉甘酸，核中辛苦，都有咸味，此则五味具也。"在中药方剂天王补心丹、生脉散等中，五味子都占据着重要的地位。

1. 孙思邈

①五月常服五味子以补五脏气。遇夏月季夏之间困乏无力，无气以动，与黄芪、人参、麦门冬，少加黄檗煎汤服，使人精神顿加，两足筋力涌出。生用。②六月常服五味子，以益肺金之气，在上则滋源，在下则补肾。

 2. 《本草经疏》

五味子……主益气者，肺主诸气，酸能收，正入肺补肺，故益气也。其主咳逆上气者，气虚则上壅而不归元，酸以收之，摄气归元，则咳逆上气自除矣。劳伤羸瘦，补不足，强阴，益男子精。《别录》：养五脏，除热，生阴中肌者，五味子专补肾，兼补五脏。肾藏精，精盛则阴强，收摄则真气归元而丹田暖，腐熟水谷，蒸糟粕而化精微，则精自生，精生则阴长，故主如上诸疾也。

实验表明，无论是五味子的水煎液、超微粉水煎液，还是北五味子的水提取物及其有效成分五味子甲素、五味子丙素和五味子醇乙等，均对睡眠有明显的改善作用。

此外，五味子能够增强机体免疫力，升高白细胞数量，诱导肿瘤细胞凋亡，清除氧自由基，抑制脂质过氧化，有可能逆转肿瘤细胞的多药耐药性。目前，还发现五味子活性化合物的衍生物具有较强的抗艾滋病病毒的活性。现代临床中，五味子常用于治疗失眠、焦虑症，保肝降酶，降血脂，治疗心脏病、肺病，在抗肿瘤方面也有广泛应用。

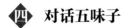 **四** **对话五味子**

小　卫：最近晚上打游戏停不下来，最后兴奋得睡不着，五味子管
　　　　用吗？

五味子：可以的。大脑兴奋的状态平息下来，才容易入睡。可以适
　　　　当添加龙骨、牡蛎等收敛安神之品。睡前避免剧烈的脑力
　　　　活动也是防治的关键。

小　卫：听说五味子还可以治疗多汗，是吗？

五味子：是的。经典名方生脉散（人参、麦冬、五味子）正是治疗
　　　　盗汗、自汗的方剂。不过，多汗也分很多类型，有些甚至
　　　　是先天因素导致的，建议具体情况具体分析。

小　卫：长期服用五味子有副作用吗？

五味子：本品安全性良好，属于药食同源的上品药。不过，感冒初
　　　　起，或者出现急性发热的实热情形，是不建议使用的。

小　卫：除此以外，五味子还有其他用途吗？

五味子：本品的主要功效是"收敛固涩，益气生津，补肾宁心"，
　　　　临床可用于久咳虚喘、梦遗滑精、遗尿尿频、久泻不止、
　　　　自汗盗汗、津伤口渴、内热消渴、心悸失眠。

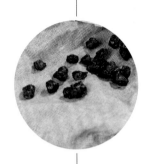

1. 五味子糕

将五味子碎成粉，过筛备用，一次10克，再用糯米粉100克，发酵后把药粉加入拌匀，置笼中蒸熟，睡前趁热食用，每日一次。此方对遗精多梦、心悸失眠较有疗效。

2. 五味子山药龙眼肉粥

鲜山药100克，龙眼肉15克，五味子3克，白糖适量，粳米50克。将山药去皮，切成薄片，与龙眼肉、五味子同置于锅内，加入淘洗干净的粳米，加水适量，煮粥，加白糖调味即成。每日1剂，当早饭或晚饭食用。

六　趣闻

据考证，长白山五味子开发利用已有100余年历史。《长白汇征录》（宣统元年）卷六《药品》篇详细记述了五味子的性味、功效、采收时间及加工方法，并记载了当时"行销内地，每岁所得价值次于人参"的畅销景象。2003年10月，长白山五味子主产县吉林省白山市长白县被国家正式命名为"中国北五味子之乡"。有诗云："五味兼备酸独春，嗽神善疗嗽黄昏。遗痢泻汗喘咳止，轻重用量善自斟。红黑皮色分南北，风寒虚损细殷分。补虚益气五脏养，养生保健立奇勋。"

唐代苏敬云："五味皮肉甘酸，核中辛苦，都有咸味，此则五味具也。"五味子五味兼备，而酸独胜，用其收敛可止之性，止咳、止喘、止遗、止汗、止泻。日本《和汉药考》曾美其名为"嗽神"。"黄昏嗽"是肺虚气逆兼夹虚火，黄昏阴盛发动所致，用五味子、五倍子敛而降之，不合干姜而合炒麦冬，更灵。

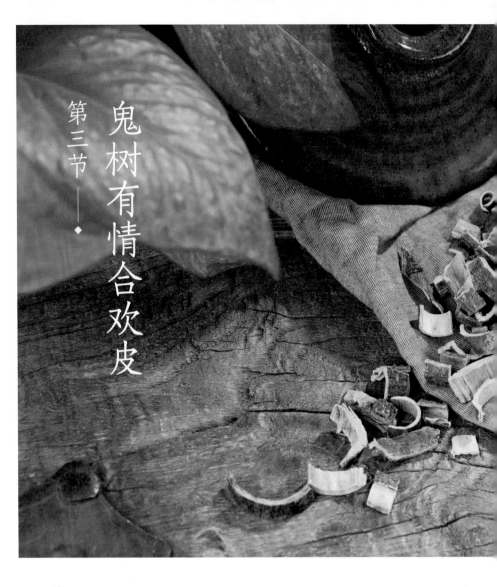

第三节 ——◆

鬼树有情合欢皮

　　合欢皮像是一个老人，脸上的皱纹见证了世事变迁，却更显从容通透。当遇到不顺心的事，夜间久久不能释怀时，合欢皮便可解开郁结，安神定志，让人重拾信心，自然再无梦中惊坐起。

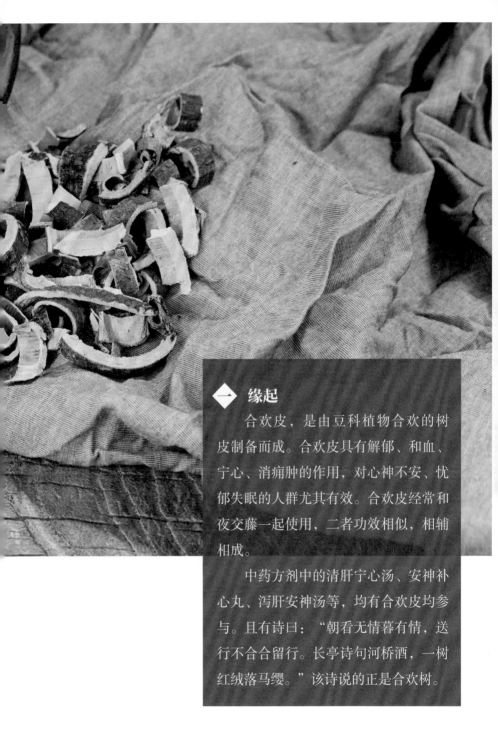

缘起

合欢皮，是由豆科植物合欢的树皮制备而成。合欢皮具有解郁、和血、宁心、消痈肿的作用，对心神不安、忧郁失眠的人群尤其有效。合欢皮经常和夜交藤一起使用，二者功效相似，相辅相成。

中药方剂中的清肝宁心汤、安神补心丸、泻肝安神汤等，均有合欢皮均参与。且有诗曰："朝看无情暮有情，送行不合合留行。长亭诗句河桥酒，一树红绒落马缨。"该诗说的正是合欢树。

前世

◆ 1.《神农本草经》

主安五脏，和心志，令人欢乐无忧。

◆ 2.《本草汇言》

合欢皮……甘温平补，有开达五神，消除五志之妙应也……味甘气平，主和缓心气，心气和缓，则神明自畅而欢乐无忧……如俗语云：萱草忘忧，合欢蠲忿。正二药之谓欤。又大氏方主消痈疽、续筋骨者，皆取其能补心脾，生血脉之功耳……朱丹溪曰：合欢……与白蜡同入膏药中，用极神效。

今生

合欢皮中含有三萜、黄酮、木脂素、生物碱、鞣质及多糖等多种化学成分。对精神刺激所致失眠疗效较佳，单用有效，也可入复方使用。有研究表明：合欢皮一般剂量（10~15克）可解郁安神，起镇静作用；大剂量则可悦志忘忧，起兴奋作用。

此外，合欢皮尚有活血消肿的功效，并有免疫增强作用和一定的抗肿瘤作用。现代实验显示它有显著的抗生育作用，因此孕妇应避免使用；动物实验提示它可能诱发心律失常。

四 对话合欢皮

小　卫：听说合欢皮还有一个妹妹叫合欢花，两者有区别吗？

合欢皮：两者同出一物，一为皮，一为花，均可解郁安神。不过，合欢皮还可以活血消肿，用于跌打损伤；合欢花则可以理气开胃。若是合欢花未开时采的花蕾，又称合欢米。

小　卫：长期服用合欢皮需要注意什么？

合欢皮：第一，脾胃虚寒，比如吃点寒凉食物就胃肠不舒服的人群，需要减少使用；第二，孕妇需慎重使用，毕竟有抗生育的作用；第三，动物实验提示合欢皮有轻微的毒性，可能诱发心律失常，需要注意；第四，本品小剂量服用可以安神，大剂量服用则会引起兴奋，可谓双向调节，所以用量的把控很重要。

小　卫：听说有人用合欢皮泡酒，是不是正好可以喝点小酒睡觉？

合欢皮：合欢皮的确可以泡酒使用，不过不是治疗失眠，而是用于跌打疼痛。不建议使用饮酒的方式帮助入眠。

小　卫：合欢皮还有其他用途吗？

合欢皮：本品的主要功效是"解郁，和血，宁心，消痈肿"，临床可用于治疗心神不安、忧郁失眠、肺痈、痈肿、瘰疬、筋骨折伤。

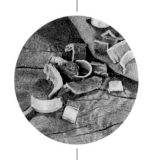

五

用法指引

🌿 1. 合欢皮玄参百合粥 ┈┈┈┈┈┈┈┈┈┈┈

玄参15克，百合30克，合欢皮15克，粳米100克。先水煎前3味药，取汁，加粳米煮粥，晨起做早餐食之。适合于阴虚火旺型失眠人群。

🌿 2. 合欢茯苓汤 ┈┈┈┈┈┈┈┈┈┈┈┈┈┈┈┈

合欢皮15克，茯苓10克，郁金10克，浮小麦30克，百合15克，猪瘦肉150克，黄花菜30克，去核大枣6枚。熬汤温服即可。可解郁宁心，改善睡眠。

趣闻

　　合欢又称"夜合"，因其昼开夜合而得名。相传虞舜南巡苍梧而死，其妃娥皇、女英遍寻湘水，终未寻见。二妃终日恸哭，泪尽滴血，血尽而死，遂为湘水之神。后来，人们发现她们的神魂与虞舜的神魂"合而为一"，变成了合欢树。

　　合欢树在民间也有鬼树之称。相传古时候有个秀才的妻子叫合欢，她天生体弱多病。他们夫妻恩爱，本是其乐融融的一家。可合欢久病不治，临死前，望着年幼的儿女和体贴的丈夫，带着遗憾难舍离开了人世。她不愿轮回投胎，将灵魂寄身于家门前的树中，每到晚上就会从树中走出来，看望自己的孩子和丈夫。

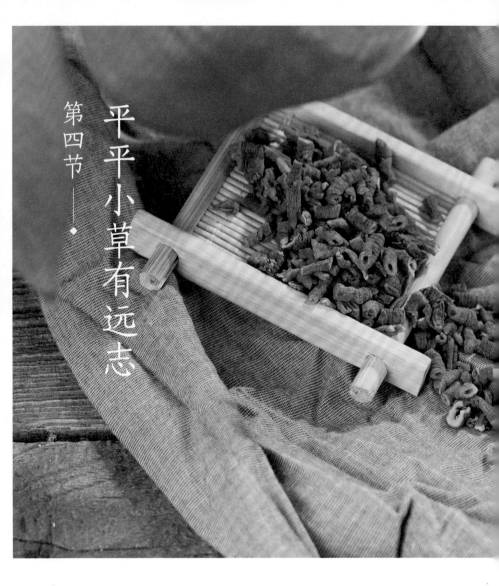

第四节——

平平小草有远志

　　远志就像一个身怀绝技但相貌平平的隐士，在月下苦苦磨炼技艺，会在你最需要的时候拔刀相助。当人体世界因为思虑过度，心烦意乱，夜间潮热难眠时，看似平平无奇的远志就是拯救人体世界的功臣。

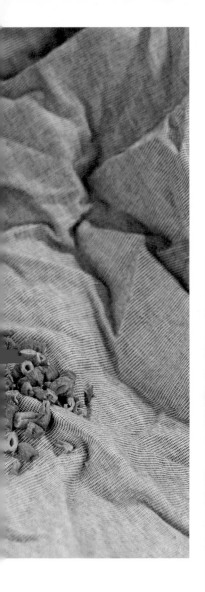

缘起

    远志，又称为"细草""小鸡腿"，是由远志科植物远志或卵叶远志的干燥根制备而成。"细草"名字虽普通，但不代表技不如人。远志具有安神益智、祛痰、消肿的作用，尤其擅长治疗心肾不交引起的失眠多梦、健忘惊悸、神志恍惚等。所谓心肾不交，即是中医所指的心火扰动兼有肾阴不足，可表现为心烦失寐、眩晕耳鸣、健忘、五心烦热、咽干口燥、腰膝酸软、遗精带下等。

    中医方剂中的天王补心丹、安神定志丸、人参琥珀丸等，均有远志的参与。远志者，胸怀大志也，在《神农本草经》中位列上品。

1. 《本草纲目》

远志，入足少阴肾经，非心经药也。其功专于强志益精，治善忘。盖精与志，皆肾经之所藏也。肾经不足，则志气衰，不能上通于心，故迷惑善忘。《灵枢经》云：肾藏精，精合志。肾盛怒而不止则伤志，志伤则喜忘其前言，腰脊不可以俯仰屈伸，毛悴色夭。又云：人之善忘者，上气不足，下气有余，肠胃实而心肺虚，虚则营卫留于下，久之不以时上，故善忘也。陈言《三因方》远志酒，治痈疽，云有奇功，盖亦补肾之力尔。

2. 《本草正义》

远志，味苦入心，气温行血而芳香清冽，又能通行气分。其专主心经者，心本血之总汇，辛温以通利之，宜其振作心阳而益人智慧矣。古今主治，无一非补助心阳之功效，而李濒湖独谓其专入肾家，未免故为矫异，张石顽和之，非笃论也。《本经》主咳逆，则苦泄温通辛散，斯寒饮之咳逆自平，此远志又有消痰饮、止咳嗽之功，《别录》去心下膈气亦即此意……《外台》载《古今录验》胸痹心痛一方，中有远志，颇合此旨。

三
今生

　　远志中主要有三萜皂苷类、叶山酮类、寡糖酯类及生物碱类、香豆素、木质素、黄酮类等化学成分。实验表明，远志具有显著的镇静催眠和抗抑郁作用，是通过激活GABA能系统和（或）抑制去甲肾上腺素能系统来增加慢波睡眠和快波睡眠的睡眠量。

　　除此之外，远志尚有祛痰、消肿之功效。现代临床发现其有一定的保护缺血心肌、保护脑、抗衰老、抑菌等作用。

四　对话远志

小　卫：哪一种失眠更适合使用远志呢？

远　志：本品一般用于心肾不交的失眠多梦，即是心火亢盛，烦躁心慌，加上肾阴亏虚，腰膝酸软，咽干口燥。

小　卫：长期服用远志会有副作用吗？

远　志：本品可以长期服用。不过，生用会有一些刺喉感，建议使用蜜制的远志，避免引发呕吐。另外，本品偏温性，阳亢者需要在医生指导下使用。

小　卫：听说"开心散"里面就有远志，"开心散"是让人开心的吗？

远　志：不是的。开心散是《备急千金要方》的方剂，由人参、远志、茯苓、石菖蒲组成，具有补气安神利湿的功效，主要是治疗善忘的方剂。

小　卫：远志还有其他作用吗？

远　志：本品的主要功效是"安神益智，解郁"，临床可用于治惊悸、健忘、梦遗、失眠、咳嗽多痰、痈疽疮肿。

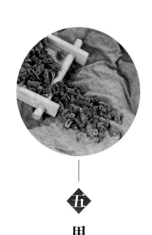

五　用法指引

🌿 **1. 远志莲粉粥**

远志30克，莲子15克，粳米50克。先将远志泡去芯皮，与莲子均研为粉，再煮粳米粥，候熟入远志粉和莲子粉，再煮一二沸。适用于健忘、怔忡、失眠等症。

🌿 **2. 三味安神汤**

酸枣仁30克，麦冬、远志各10克，以水500毫升煎成50毫升，于睡前服用。三种药材均有宁心、安神、镇静的作用。

六 趣闻

清朝思想家、文学家龚自珍曾向清政府提出南方抵制英国的鸦片侵略，北方移民西北，防止帝俄的图谋不轨，清政府不理睬。他觉报国无门，奋书："九边烂熟等雕虫，远志真看小草同。枉说健儿身手在，青灯夜雪阻山东。"

东晋大臣谢安，朝廷多次劝他出仕而不从，隐居。后来却出了山，心甘情愿地做了桓温的司马。当时，有人送给桓温不少药材，其中有一味是远志。桓温就问谢安："这种药又叫小草，是什么原因？"有个叫郝隆的大臣立即回答说："隐居就叫远志，出山就成为小草。"他巧妙而又不失礼貌地回答了桓温，嘲笑了谢安。谢安听了，甚有愧色。这一著名的故事，使今人陈长明有感而发，其词《清江引》云："谢公出山为小草，远志偏羞道。自教人不易忘，竟惹彼无端笑。知出山在山功大小？"

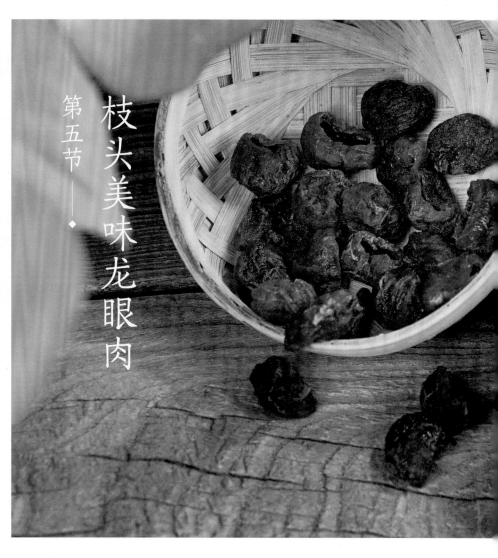

第五节 ——◆

枝头美味龙眼肉

拟人本草

　　龙眼肉就像是天生丽质的明星，有老天爷赏饭吃的那种，但她不甘于此，外表靓丽之余，又挖掘自身，成为实力派，在人体世界中从事补益心脾的工作。当心中惶惶不安、善惊易恐、多梦少寐之时，不妨来几颗龙眼，美味之余心有所归，妙哉妙哉。

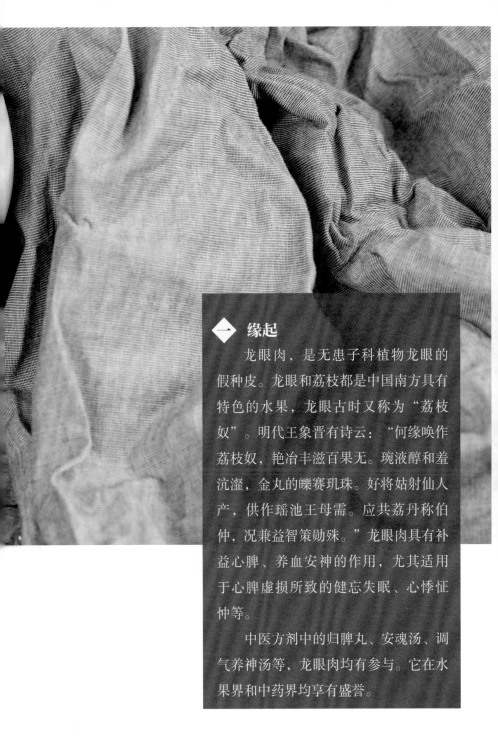

◆ 缘起

　　龙眼肉，是无患子科植物龙眼的假种皮。龙眼和荔枝都是中国南方具有特色的水果，龙眼古时又称为"荔枝奴"。明代王象晋有诗云："何缘唤作荔枝奴，艳冶丰滋百果无。琬液醇和羞沆瀣，金丸的皪赛玑珠。好将姑射仙人产，供作瑶池王母需。应共荔丹称伯仲，况兼益智策勋殊。"龙眼肉具有补益心脾、养血安神的作用，尤其适用于心脾虚损所致的健忘失眠、心悸怔忡等。

　　中医方剂中的归脾丸、安魂汤、调气养神汤等，龙眼肉均有参与。它在水果界和中药界均享有盛誉。

1. 《理虚元鉴》

龙眼大补心血，功并人参，然究为湿热之品，故肺有郁火，火亢而血络伤者，服之必剧。世医但知其补，而昧于清、温之别，凡遇虚劳、心血衰少、夜卧不宁之类，辄投之。殊不知肺火既清之后，以此大补心脾，信有补血安神之效，若肺有郁伏之火，服之则反助其火，或正当血热上冲之时，投此甘温大补之味，则血势必涌溢而加冲，不可不慎也。

2. 《本草求真》

龙眼气味甘温，多有似于大枣，但此甘味更重，润气尤多，于补气之中，又更存有补血之力，故书载能益脾长智，养心保血，为心脾要药，是以心思劳伤而见健忘、怔忡、惊悸，暨肠风下血，俱可用此为治。盖血虽属心生，而亦赖脾以统，思虑而气既耗，则非甘者不能以补，思虑而神更损，则非润者不能以济。龙眼甘润兼有，既能补脾固气，复能保血不耗，则神气自尔长养，而无惊悸健忘之病矣。按古归脾汤有用龙眼肉以治心脾伤损，义实基此。非若大枣力专补脾，气味虽甘，其性稍燥，而无甘润和柔，以至于极之妙也。

三 今生

　　龙眼肉的主要成分有龙眼多糖、维生素B$_1$、维生素B$_2$、维生素P、维生素C等，以及钙、镁、铁、锌、铜、锰等元素。动物实验提示，龙眼肉提取物具有明显的抗焦虑活性，这正是其安神的主要机制。

　　此外，龙眼肉尚有抗应激、促进生长发育、抗衰老等药理作用。不过，它亦可明显降低雌性大鼠血清中催乳素的含量，可能影响产妇的乳汁分泌。

四　对话龙眼肉

小　卫：龙眼肉可以养血安神，那荔枝可以吗？

龙眼肉：荔枝没有安神的功效，不过，它也颇有食疗价值，更重要的是两者都足够美味。

小　卫：龙眼肉好吃，那龙眼核有功效吗？

龙眼肉：龙眼核的确也有一定的药用价值，主要是理气定痛、止血、化湿。比如创伤出血、疝气疼痛、湿疹等，都可以运用。

小　卫：龙眼肉适合哪一种失眠呢？可以长期服用吗？

龙眼肉：本品适合虚证类，尤其是心脾两虚的失眠。它属于药食同源类，体质合适的人群可以长期服用，以增强体质。但外感期间，或痰湿体质的人群，则需慎重服用，或在医师指引下使用。

小　卫：龙眼肉还有其他用武之地吗？

龙眼肉：本品的主要功效是"补益心脾，养血安神"，临床可用于气血不足、心悸怔忡、健忘失眠、血虚萎黄。

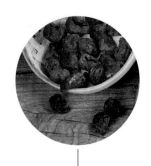

五

用法指引

1. 龙眼酸枣茶

龙眼肉10克，酸枣仁10克。将龙眼肉和酸枣仁一起加入锅中，待水煮沸即可。主治心阴血虚导致的心悸、困倦、失眠等。

2. 龙眼猪心粥

猪心250克，龙眼肉20克。将猪心和龙眼肉一起放入锅中，用武火将水煮沸后改为文火慢熬，直到猪心烂熟，然后调味即可。主治心悸失眠。

3. 茯苓龙眼粥

茯苓30克，龙眼肉100克，粳米100克。将茯苓、龙眼肉和粳米加入锅中一起煮成粥，之后加入白糖调味即可食用。主治心神不安。

◆ 六 趣闻

古人食龙眼甚为讲究，其中一个食法是取坎纳离法。即五更放1枚龙眼入口，用舌、齿将肉、壳分开，吐核，细嚼如泥，连津吞，汩汩咽下。如此操作，共食9枚，需1小时许，服毕方起。然后在辰巳（7—11点）、未申（13—17点）及临睡时各吃一遍。每日4次，"痨症勤行，一月自愈"。

古代江南某地有一个钱员外，年过半百而膝下无子。钱员外连娶三房妻室，总算在53岁时得了个儿子。晚年得子，合家欢喜，便给他取名钱福禄。小福禄娇生惯养，又瘦又矮，10岁的他看上去仍像四五岁。远房亲戚王夫人对钱员外说："少爷若要强身健体，非吃龙眼不可。"王夫人讲了有关龙眼来历的传说：哪吒打死了东海龙王的三太子，还挖了龙眼。这时正好有个叫海子的穷孩子生病了，哪吒便让他把龙眼吃了。海子吃了龙眼之后病好了，长成彪形大汉，活了100多岁。海子死后，他的坟上长出一棵树，树上结满了像龙眼一样的果子。在东海边家家种植龙眼树，人人皆食龙眼肉。钱员外立即派人去东海边采摘龙眼，并加工制作成龙眼肉，蒸给小福禄吃。小福禄果然身强体壮起来。

第二章——

发脱发落烦恼丝

一 脱 发

万万没想到，乌黑亮丽的三千青丝，真的会带来烦恼。

最常见的脱发类型是"雄激素性脱发"，或者称为"脂溢性脱发"。一般从前额或头顶开始，在整个过程中，原来健康、浓厚的头发的毛囊伴随发干的萎缩开始变成很细、很短并且脆弱的头发。目前认为这是一种雄激素依赖的多基因遗传性疾病，其发生和发展与内分泌因素和遗传易感性的相互作用有关。有人看到"基因遗传"就害怕，天意如此呀，难不成我们想长多点头发，如此微不足道的要求，也是逆天改命吗？

其实只是"遗传易感"，比如癌症也是基因易感，只是发病概率大一些，注意不要吸烟，也能减少发病机会。而脂溢性脱发如此流行，大概率也与我辈年轻人压力过大导致雄激素分泌增多有关。还有其他类型的脱发，包括斑秃性脱发、精神性脱发、内分泌失调性脱发、营养不良性脱发等，暂且不议。

中医把雄激素性脱发分为几种类型：血虚风燥、血热风燥、湿热内蕴、肝肾亏损等。中药在治疗脂溢性脱发、斑秃、精神压力导致的脱发及早老性白发中具有广泛的应用。

到目前为止的研究表明，中医药治疗白发的途径主要是通过调控环磷酸腺苷、丝裂原活化蛋白激酶和经典Wnt信号通路，调节小眼畸形相关转录因子的转录活性，进而促进酪氨酸酶家族基因及蛋白的表达来实现的。治疗脱发的途径包括调节激素水平、细胞因子和多种信号通路，从而直接或间接地调节毛发的生长周期，促进毛发的生长。很多种中药兼具治疗脱发和白发的双重疗效，这表明中药具有多靶点作用，而有些西药则有副作用多、容易复发的缺点。

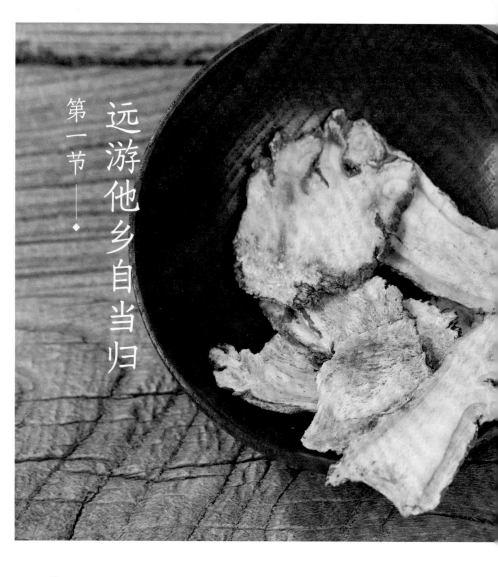

第一节 ‧

远游他乡自当归

当归如同一个温善和蔼的婆婆，家有一老，如有一宝，她平常多在人体世界的心血管领域、神经领域、妇科领域等从事补血活血的工作。偶然遇见血虚导致的头发萎黄脱落，算是专业对口，血旺自然发壮。

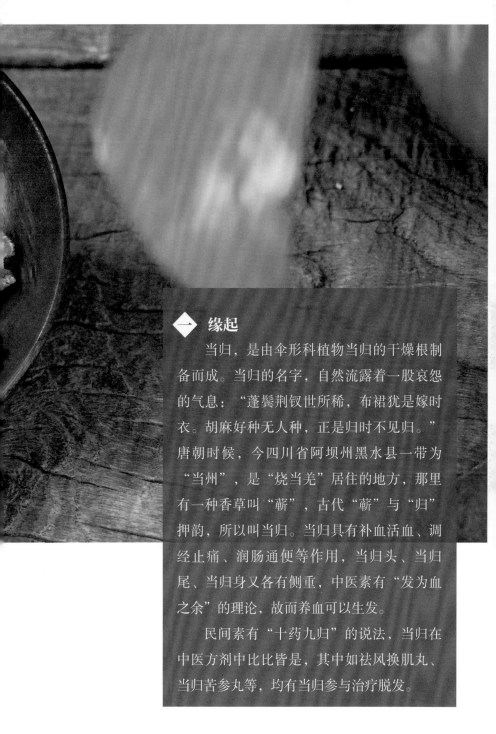

◆ 缘起

　　当归，是由伞形科植物当归的干燥根制备而成。当归的名字，自然流露着一股哀怨的气息："蓬鬓荆钗世所稀，布裙犹是嫁时衣。胡麻好种无人种，正是归时不见归。"唐朝时候，今四川省阿坝州黑水县一带为"当州"，是"烧当羌"居住的地方，那里有一种香草叫"蕲"，古代"蕲"与"归"押韵，所以叫当归。当归具有补血活血、调经止痛、润肠通便等作用，当归头、当归尾、当归身又各有侧重，中医素有"发为血之余"的理论，故而养血可以生发。

　　民间素有"十药九归"的说法，当归在中医方剂中比比皆是，其中如祛风换肌丸、当归苦参丸等，均有当归参与治疗脱发。

前世

🌿 **1. 《本草正》**

当归……其味甘而重，故专能补血；其气轻而辛，故又能行血。补中有动，行中有补，诚血中之气药，亦血中之圣药也……大约佐之以补则补，故能养营养血，补气生精，安五脏，强形体，益神志，凡有形虚损之病，无所不宜。佐之以攻则通，故能祛痛通便，利筋骨，治拘挛、瘫痪、燥、涩等证。

🌿 **2. 《本草正义》**

归身主守，补固有功，归尾主通，逐瘀自验，而归头秉上行之性，便血溺血、崩中淋带等之阴随阳陷者，升之固宜，若吐血衄血之气火升浮者，助之温生，岂不为虎傅翼？是"止血"二字之所当因证而施，固不可拘守其"止"之一字而无投不利矣。且凡失血之症，气火冲激，扰动血络而循行不守故道者，实居多数，归之气味俱厚，行则有余，守则不足，此不可过信归所当归一语，而有循名失实之咎。

今生

当归的化学成分复杂，主要包括挥发油、有机酸类、多糖及黄酮等，其中阿魏酸和当归多糖是重要组成部分。

有学者在实验研究中使用当归苦参丸治疗雄激素性脱发，疗效和安全性满意。现代药理研究提示当归还具有保护缺血心肌、抗血栓、抗凝血、增强机体免疫功能、镇痛、抗肿瘤等功效。

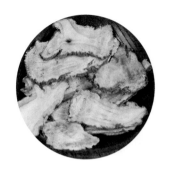

◆ 四 对话当归

小　卫：我一直以为当归是妇科药，原来还可以治疗脱发，当归适
　　　　合哪一种脱发类型呢？

当　归：本品适合血虚风燥型的脂溢性脱发。

小　卫：听说当归头、当归尾、当归身，作用各有不同哦。

当　归：是的。当归头偏于止血，当归身偏于补血，当归尾偏于
　　　　破血。

小　卫：长期服用当归有副作用吗？

当　归：本品湿阻中满及大便溏泄者慎服。

小　卫：当归还有其他用途吗？

当　归：本品的主要功效是"补血活血，调经止痛，润肠通便"，
　　　　临床可用于血虚萎黄、眩晕心悸、月经不调、经闭痛经、
　　　　虚寒腹痛、风湿痹痛、跌扑损伤、痈疽疮疡、肠燥便秘。

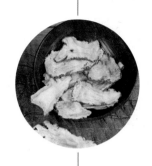

五

用法指引

 1. 黄芪当归汤

枸杞子15克，菟丝子10克，桑椹15克，何首乌15克，丹参20克，黄芪15克，当归10克，柏子仁15克，水煎服。适用于肝肾亏虚兼血虚的脱发人群。

 2. 当归苦参汤

当归10克，苦参10克，水煎服。适用于血虚风燥的脱发人群。

六 趣闻

四川剑阁姜维祠有一副楹联："雄关高阁壮英风，捧出丹心，披开大胆；剩水残山余落日，虚怀远志，空寄当归。"

这是说三国之时，魏国司马昭遣大将钟会、邓艾率大军进攻蜀国。蜀后主刘禅投降，且下诏给坚守剑门关的姜维，令其投降。姜维欲战不能，欲降违愿，无可奈何之下，只好假降，企图策反钟会以重振蜀汉。姜母听说儿子不思以身殉国，反而率兵投敌，大骂"逆子无德"，并写了一封斥责姜维不忠、不孝、不义的信，派人送给姜维。姜维读到信后忐忑不安，觉得如实告诉又恐泄露机密，不对母亲说又恐母亲误解，左右为难。最后姜维想了个办法，去中药铺里买了远志和当归，托人带回。姜母收到两包中药后，理解了姜维的心意：胸怀远志，重振社稷，当归蜀汉。后人为了纪念姜维对蜀国的忠诚，在四川剑阁为姜维修了座"姜维祠"，遂有此联。

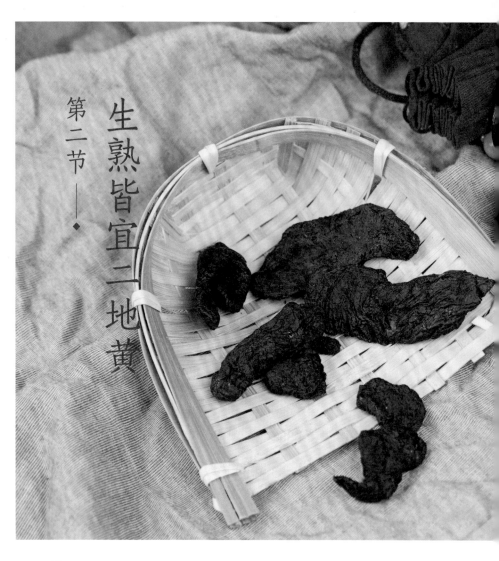

第二节 ——

生熟皆宜二地黄

拟人本草

　　地黄像是一个允文允武的复合型人才，本来凉血滋阴的活干得不错，但学霸的"脑回路"不止于此，目光蕴含星辰大海，九炼再成才，于是有了金字塔顶端的熟地黄。在人体世界中，头发的本源是血，地黄的核心技术是凉血和养血，可谓直击要害，专业对口。

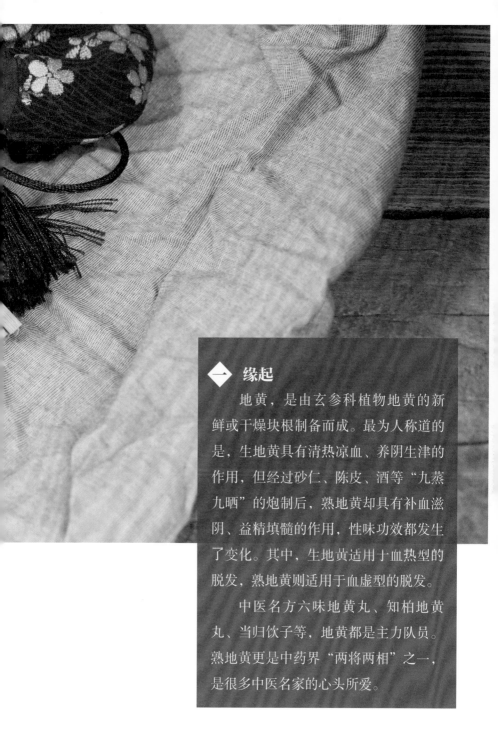

◆ 缘起

地黄，是由玄参科植物地黄的新鲜或干燥块根制备而成。最为人称道的是，生地黄具有清热凉血、养阴生津的作用，但经过砂仁、陈皮、酒等"九蒸九晒"的炮制后，熟地黄却具有补血滋阴、益精填髓的作用，性味功效都发生了变化。其中，生地黄适用于血热型的脱发，熟地黄则适用于血虚型的脱发。

中医名方六味地黄丸、知柏地黄丸、当归饮子等，地黄都是主力队员。熟地黄更是中药界"两将两相"之一，是很多中医名家的心头所爱。

二 前世

三 今生

1. 《本草汇言》

　　熟地稍温，其功更薄……久病阴伤，新产血败，在所必需者也。但二地之性，凉而泥膈，凡产后恶食作泻，虽见发热、恶露作痛，不可用，误用则泄不止……凡阴虚咳嗽，内热骨蒸，或吐血等候，一见脾胃薄弱，大便不实或天明溏泄，产后泄泻，产后不食，久病不食，俱禁用地黄。凡胸膈多痰，气道不利，升降窒塞，药宜通而不宜滞，汤丸中亦禁入地黄。设有气证当用而不可无者，则以桂心少佐可也。痰证当用而不可少者，则以姜汁拌炒可也。

2. 《本经逢原》

　　熟地黄，假火力蒸晒，转苦为甘，为阴中之阳，故能补肾中元气。必须蒸晒多次……若但煮熟，不加蒸曝，虽服奚益……脐下痛，属肾脏精伤；胫股酸，系下元不足；目眈眈如无所见，乃水亏不能鉴物。皆肾所主之病，非熟地黄不除。

　　地黄中主要含有环烯醚萜类、紫罗兰酮类、苯乙醇苷类、糖类等化合物。

　　有学者通过实验研究"地黄生发灵"治疗雄激素性脱发的效果，发现其有补肾养血、祛瘀生新、改善头皮微循环、促进头发再生作用，随治疗时间的延长，毛发再生能力提高，尤其对毛囊萎缩后毛发再生有效。

地黄的生理活性广泛，对心脑血管系统、中枢神经系统、免疫系统、脏腑系统有显著的作用，并具有细胞毒活性、抗糖尿病及其并发症、抗骨质疏松、抗炎、抗电离辐射等药理作用。在地黄药效的物质基础的研究中，比较突出的是环烯醚萜类成分的研究，其中以梓醇的研究最为集中，它具有抗炎、抗氧化、抗凋亡等多种生物学效应。

四 对话地黄

小　卫：生地黄和熟地黄有什么区别？

地　黄：生地黄清热生津，凉血，止血，用于热病伤阴、舌绛烦渴、发斑发疹、吐血、衄血、咽喉肿痛。熟地黄滋阴，补血，治阴虚血少、腰膝痿弱、劳嗽骨蒸、遗精、崩漏、月经不调、消渴、溲数、耳聋、目昏。

小　卫：地黄适合治疗哪一种脱发呢？

地　黄：血热风燥、湿热内蕴可用生地黄，血虚风燥、肝肾亏虚则用熟地黄为宜。两者经常联用治疗脂溢性脱发。

小　卫：地黄有副作用吗？毕竟脱发不是一天可以治好的。

地　黄：脾胃虚弱，气滞痰多，腹满便溏者忌服。

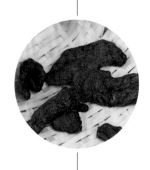

1. 熟地核桃汤

核桃12个，枸杞子60克，黑豆240克，制何首乌60克，熟地黄50克，山茱萸50克。先将枸杞子、何首乌、熟地黄、山茱萸加水煎取浓汁并去渣，再将核桃、黑豆加入浓汁中煎煮，至核桃糜烂于此汁中并被黑豆吸收，然后烘干。每次服6~9克，每日2次，早晚空腹服。适用于肝肾亏虚型脱发。

2. 生地首乌黑豆

制何首乌30克，黑芝麻15克，生地黄15克，墨旱莲10克，生侧柏10克，陈皮5克，将以上材料加水煎成汁，然后放入黑豆，煮到药汁全部被黑豆吸收为止。每天服用黑豆。适用于血热风燥型脱发。

六 趣闻

传说孙思邈100多岁时，还到处游玩。一天，他来到一个河边小村，见一老人左手捏着一只蜻蜓，右手捂着屁股大哭。孙思邈见老人年龄比自己还大，就上前劝慰："老人家，为何大哭？"老人说："爷爷打我。"孙思邈大吃一惊："那你多大年纪了？"老人说："我刚过完365岁生日，因为贪玩，忘了吃熟地茶，所以挨打。"说完又伤心地哭了起来。孙思邈好奇："你爷爷在哪里？"老人用手一指："门口处躺在蓑衣上数星星的那人就是。"

孙思邈走了过去，见躺在蓑衣上的人正全神贯注地数着星星，比刚才那个老人年轻多了，旁边还坐着一个小姑娘，正用蒲扇为他打蚊子呢。孙思邈问那小姑娘："你在给谁打蚊子呀？"小姑娘说："这是我玄孙，脾气太坏了，动辄打孩子。唉！教育孩子哪有这样的？都是让我那老公公给宠的。"孙思邈更加好奇了："你老公公在哪里？"小姑娘说："到河边捉鱼去了。"孙思邈问："能否告诉我，什么是熟地茶？"小姑娘说："就是熟地黄加米熬的粥。我们春天用来和胃降火，夏天用来降温除烦，秋天用来滋阴去燥，冬天用来补血祛寒。每日上午必须吃一碗，今天淘气的孩子忘了喝，挨了一顿揍，活该！"

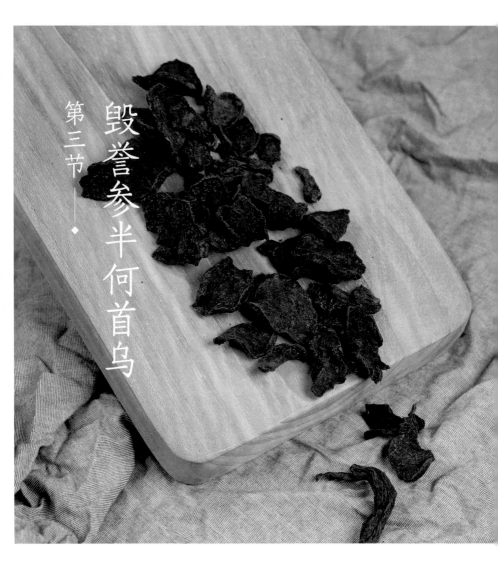

第三节——

毁誉参半何首乌

拟人本草

　　何首乌好比一个亦正亦邪的怪客，他从事的工作主要是补益肝肾，还擅长处理人体世界的过敏性疾病。不过近年来因为他偶然会导致人体肝脏的损害，所以他的地位有所下降，乃至有些人会对他敬而远之。

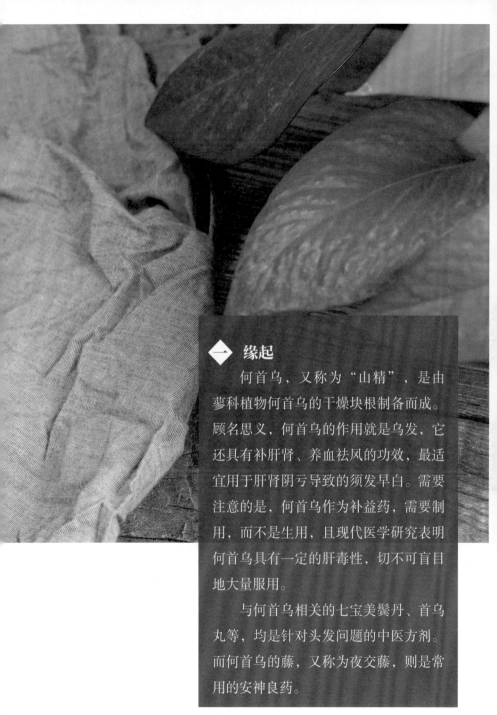

一 缘起

何首乌，又称为"山精"，是由蓼科植物何首乌的干燥块根制备而成。顾名思义，何首乌的作用就是乌发，它还具有补肝肾、养血祛风的功效，最适宜用于肝肾阴亏导致的须发早白。需要注意的是，何首乌作为补益药，需要制用，而不是生用，且现代医学研究表明何首乌具有一定的肝毒性，切不可盲目地大量服用。

与何首乌相关的七宝美髯丹、首乌丸等，均是针对头发问题的中医方剂。而何首乌的藤，又称为夜交藤，则是常用的安神良药。

1. 《本草求真》

何首乌，诸书皆言滋水补肾，黑发轻身，备极赞赏，与地黄功力相似，独冯兆张辩论甚晰。其言首乌苦涩微温，阴不甚滞，阳不甚燥，得天地中和之气。熟地、首乌，虽俱补阴，然地黄……蒸虽至黑，则专入肾而滋天一之真水矣，其兼补肝者，因滋肾而旁及也；首乌……入通于肝，为阴中之阳药，故专入肝经以为益血祛风之用，其兼补肾者，亦因补肝而兼及也。一为峻补先天真阴之药，故其功可立救孤阳亢烈之危；一系调补后天营血之需，以为常服，长养精神，却病调元之饵。先天、后天之阴不同，奏功之缓急轻重亦有大异也……补血之中，尚有化阳之力，岂若地黄功专滋水，气薄味厚，而为浊中浊者，坚强骨髓之用乎？斯言论极透辟，直冠先贤未有，不可忽视。

2. 《本草正义》

首乌……专入肝肾，补养真阴，且味固甚厚，稍兼苦涩，性则温和，皆与下焦封藏之理符合，故为填益精气，备有阴阳平秘作用，非如地黄之偏于阴凝可比……好古谓泻肝风，仍是阴不涵阳，水不养木，乃致肝木生风，此能补阴，则治风先治血，血行风自灭，亦其所宜。但此是滋补以熄风，必不可误以为泻肝。

三 今生

何首乌主要含有蒽醌类化合物，主要为大黄酚和大黄素，其次为大黄酸、大黄素甲醚和大黄酚蒽酮等（炮制后无大黄酸）。

现代学者的实验研究表明：运用参芪首乌汤治疗渐行性脱发，疗效满意；运用首乌生发丸治疗白发和脱发，疗效亦卓著。

此外，何首乌的现代药理研究提示它有抗衰老、降血脂、延缓动脉粥样硬化、增强免疫力、保护心肌、保护神经、抗菌等功效。但是，何首乌在个别人群中出现肝损害的不良反应，同样不能忽视。

四 对话何首乌

小　卫：何首乌能生吃吗？还是需要经过炮制？

何首乌：生何首乌毒性偏大，如今多用制何首乌。

小　卫：何首乌适合哪一种脱发类型呢？

何首乌：本品的功效是"补肝益肾，养血祛风"，因此最适宜肝肾亏损型脱发，血虚风燥、血热风燥型脱发也适用。

小　卫：听说何首乌吃多了会得肝病，怎么办？

何首乌：的确，在小部分人群中，服用何首乌会出现肝损害的情形，特别是生何首乌；不过，正常剂量下，肝功能正常的人群，使用制何首乌是安全的，长期服用则建议监测肝功能等相关指标。

小　卫：何首乌还有其他作用吗？

何首乌：本品制用可以补益精血；生用可以解毒，截疟，润肠通便。制何首乌还常常用于精血亏虚、头晕眼花、须发早白、腰膝酸软。

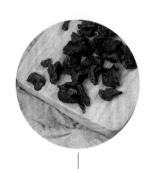

（五）用法指引

1. 黄芪党参首乌炖猪脑

猪脑2副，何首乌30克，党参15克，黄芪15克，大枣4枚，生姜2片，盐适量。猪脑放到清水里浸泡，撕掉表面的薄膜，挑去红筋，洗净后放入沸水里汆烫一下，捞出备用；大枣去核、生姜去皮，洗净，何首乌、党参、黄芪洗净备用；将所有材料倒入炖盅里，倒入适量的凉开水，盖上盖子隔火炖4小时，最后加盐调味即可。可补肾益精生发。

2. 首乌熟地茶

熟地黄15克，何首乌30克。二者洗净，加水煎煮成汁，代茶频饮。肝肾亏损者可滋阴乌发，治疗白发。

六 趣闻

关于何首乌的来历，有一段故事。相传在唐代，有一个名叫何田儿的人，因体弱多病，年届"知天命"之年，仍膝下无子。一天晚上，他饮酒后醉卧田野，在蒙眬中看见两株树藤相距三尺，苗蔓相交，他觉得奇怪，就连根挖回，但无人认识此物。有人对何田儿开玩笑说："你年老无子，这可能是天赐神药，你为何不吃吃试试呢？"于是，何田儿就把它切碎，每天服用少许。说也奇怪，他连服数日后感觉精力旺盛，旧疾都痊愈了。继续服用一段时间后，原来已经花白的头发也都变得乌黑发亮了。更令人称奇的是，何田儿在十年之内竟连生几个儿女，兴奋之余，他改名何能嗣。何能嗣活了100多岁，他的儿子起名延秀，孙子名首乌，皆终身服用这种药材，都享有高寿，家族也人丁兴旺，因此，这种药材就逐渐传开了。后人就用何家第三代传人的名字为药名，称为"何首乌"。

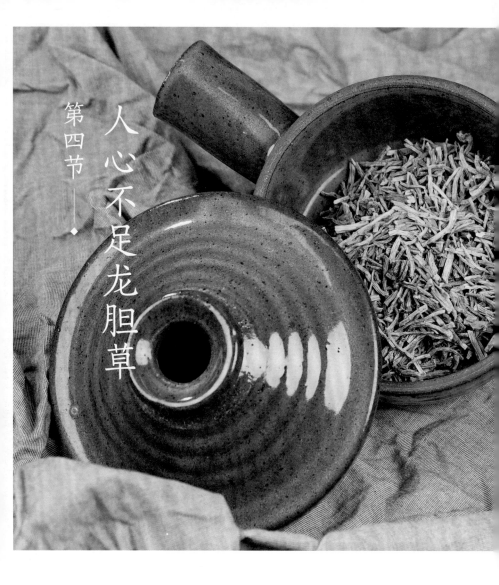

第四节 —— 人心不足龙胆草

龙胆相当于一个精力充沛的肌肉男，在人体世界的主要工作场所是肝胆，任务是清除湿热，唯一的缺点是，他直来直去，用力过度也会导致人体出现气虚。当湿热浸淫，皮肤上的毛发种植不稳，容易脱落时，龙胆便是"园林保育员"。

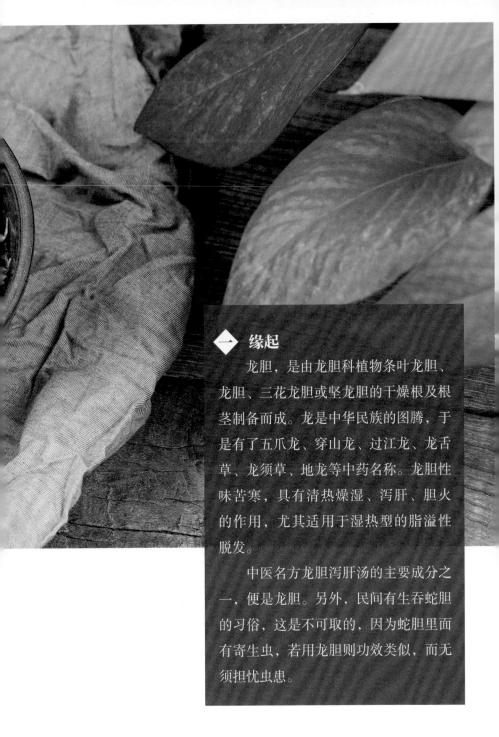

缘起

龙胆，是由龙胆科植物条叶龙胆、龙胆、三花龙胆或坚龙胆的干燥根及根茎制备而成。龙是中华民族的图腾，于是有了五爪龙、穿山龙、过江龙、龙舌草、龙须草、地龙等中药名称。龙胆性味苦寒，具有清热燥湿、泻肝、胆火的作用，尤其适用于湿热型的脂溢性脱发。

中医名方龙胆泻肝汤的主要成分之一，便是龙胆。另外，民间有生吞蛇胆的习俗，这是不可取的，因为蛇胆里面有寄生虫，若用龙胆则功效类似，而无须担忧虫患。

二 前世

1. 《本草新编》

龙胆草……其功专于利水，消湿，除黄疸，其余治目、止痢、退肿、退热，皆推广之言也。但此种过于迅利，未免耗气败血，水去而血亦去，湿消而气亦消。初起之水湿黄疸，用之不得不亟；久病之水湿黄疸，用之又不可不缓。正未可全恃之为利水神丹、消湿除疸之灵药也。或谓龙胆草治湿热最利，疸病正湿热之病也，然用龙胆草以治黄疸，多有不效者，何也？黄疸实不止湿热之一种也，有不热而亦成黄病者，非龙胆草所能治也。龙胆草泻湿中之热，不能泻不热之湿也。

2. 《本草正义》

龙胆草，大苦大寒，亦与芩、连同功。但《本经》称其味涩，则其性能守而行之于内，故独以治骨热著，余则清泄肝胆有余之火，疏通下焦湿热之结，足以尽其能事。而霉疮之毒、疳疬之疡，皆属淫火猖狂，非此等大苦大寒，不足以泻其烈焰，是又疏泄下焦之余义矣。

三 今生

龙胆的化学成分主要是龙胆苦苷、獐牙菜苦苷、当药苷、三叶苷、苦龙苷、四乙酰龙胆苦苷、苦樟苷、龙胆黄碱、龙胆碱、秦艽乙素、秦艽丙素、龙胆三糖、β-谷甾醇等。

实验研究发现，运用龙胆泻肝汤治疗湿热蕴结型雄激素性脱发能取得较好的疗效。现代药理研究还提示其有健胃保肝、抗炎抗菌、镇静等作用。

◆四 对话龙胆

小 卫：龙胆比较寒凉，适合哪一种脱发呢？

龙 胆：本品适合湿热蕴结型脂溢性脱发，常联合黄芩、栀子等使用。

小 卫：但我又听说龙胆泻肝汤有毒性，不能乱用，是吗？

龙 胆：龙胆泻肝汤里面的木通，如果是关木通则毒性较大，主要是损害肾；目前临床运用的是川木通，毒性微小，安全性良好。不过，清利湿热的汤药也是中病即止，一般不可长期服用。

小 卫：服用龙胆有副作用吗？

龙 胆：本品无毒。不过，脾胃虚弱作泄及无湿热实火者忌服。

小 卫：龙胆还有其他功效吗？

龙 胆：本品的主要功效是"清热燥湿，泻肝胆火"，临床可用于湿热黄疸、阴肿阴痒、带下、湿疹瘙痒、肝火目赤、耳鸣耳聋、胁痛口苦、强中、惊风抽搐。

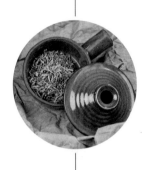

五

用法指引

🌿 龙胆泡水 ···

龙胆6克，开水泡服，餐后服用。注意脾胃虚寒者避免服用，且不建议长期服用。适用于湿热型脱发。

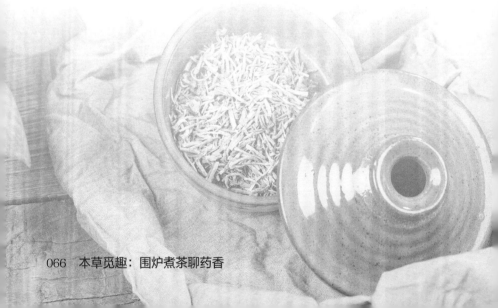

六 趣闻

传说大洋山有个叫曾童的人，因归还蛇神的宝珠，被蛇神收为干儿子。正好有一天，太子病重，无药可救，蛇神便唤来曾童，叫他顺着蛇口，钻入蛇肚，摸到蛇胆，针刺接几滴胆汁，而后到京城揭榜，用胆汁给太子治病。太子果然痊愈，皇帝大喜，又怜曾童年少，父母双亡，就留他伴太子读书习武，还赐名曾相，说是日后太子登基时再拜为丞相。

又一年，公主也生了与太子一样的病。皇帝召见曾相，说："卿若能治好公主，朕就招你为驸马。"曾相闻言便赶回大洋山找蛇娘。蛇娘交代他："你入肚取胆汁，只能用针戳一下，勿贪多！"曾相钻入蛇肚，刺了一下，接了胆汁，偏偏心想：这胆汁这么灵，索性多取一些。他又举起手来，一连猛刺几针。大蛇负痛，嘴巴一闭，肚子一缩，打了几个滚，就昏过去了。曾相呢，也活活闷死了。

蛇娘痛醒，觉得恶心，就大口大口地吐了起来。那些胆汁吐到草上，就成了"蛇胆草"，此即龙胆。后来，有人在大洋山顶盖了一座"蛇神庙"，庙里刻着一副对联："心平还珠，蛇神为娘；心贪刺胆，蛇娘吞相。"

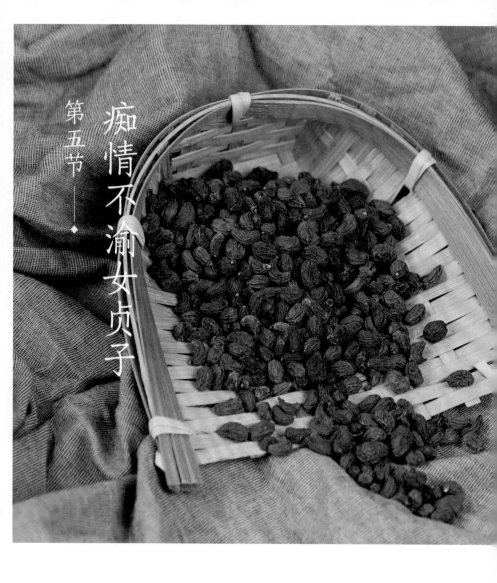

第五节 ——◆

痴情不渝女贞子

拟人本草

　　女贞子宛如一个善解人意的柔情婉约的女子。当生活压力过大时，人体世界的雄激素便会加强输出，而雄激素是导致脱发的重要原因。此时的女贞子，正是对抗雄激素的上佳人选。

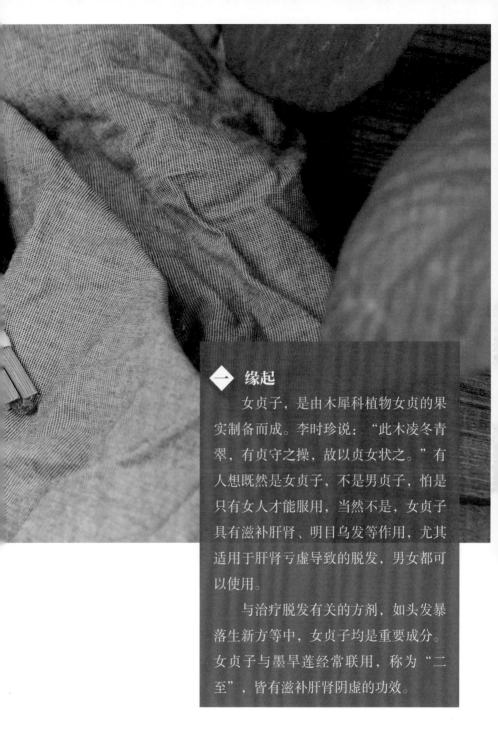

缘起

　　女贞子，是由木犀科植物女贞的果实制备而成。李时珍说："此木凌冬青翠，有贞守之操，故以贞女状之。"有人想既然是女贞子，不是男贞子，怕是只有女人才能服用，当然不是，女贞子具有滋补肝肾、明目乌发等作用，尤其适用于肝肾亏虚导致的脱发，男女都可以使用。

　　与治疗脱发有关的方剂，如头发暴落生新方等中，女贞子均是重要成分。女贞子与墨旱莲经常联用，称为"二至"，皆有滋补肝肾阴虚的功效。

1. 《本草经疏》

女贞实……气味俱阴，正入肾除热补精之要品。肾得补，则五脏自安，精神自足，百疾去而身肥健矣。其主补中者，以其味甘，甘为土化，故能补中也……此药有变白明目之功，累试辄验，而《经》文不载，为阙略也。

 2. 《本草新编》

女贞子……近人多用之，然其力甚微，可入丸以补虚，不便入汤以滋益。与熟地、枸杞、南烛、麦冬、首乌、旱莲草、乌芝麻、山药、桑椹、菊花、杜仲、白术同用，真变白之神丹也。然亦为丸则验，不可责其近效也……女贞子缓则有功，而速则寡效，故用之速，实不能取胜于一时，而用之缓，实能延生于永久，亦在人用之得宜耳。

女贞子的化学成分主要是女贞子苷、洋橄榄苦苷、齐墩果酸、4-羟基-B-苯乙基-B-D-葡萄糖苷、桦木醇等。

实验研究表明，女贞子醇提物对雄激素性脱发模型小鼠的毛发生长具有一定的促进作用。通过抑制 II 型 5α-还原酶活性来降低皮肤组织中双氢睾酮的含量是女贞子醇提物促毛发生长的主要机制之一。

此外，现代药理研究显示，女贞子具有抗炎、抗菌、抗肿瘤、抗骨质疏松、免疫调节、延缓衰老、保肝护肝、降血糖、降血脂、抗病毒等多种药理作用。

四 对话女贞子

小　卫：女贞子适合哪一种脱发呢？

女贞子：本品适合肝肾亏损型脱发。

小　卫：可以长期服用吗？有副作用吗？

女贞子：本品无毒，属于补虚药，见效慢，可以长期服用。不过，脾胃虚寒泄泻及阳虚者忌服。

小　卫：女贞子还有其他用处吗？

女贞子：本品的主要功效是"补益肝肾，清虚热，明目"，临床可用于头昏目眩、腰膝酸软、遗精、耳鸣、须发早白、骨蒸潮热、目暗不明等。

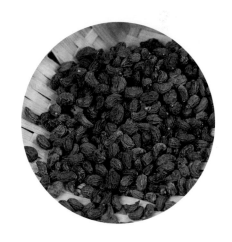

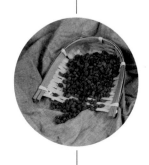

1. 女贞子黑芝麻瘦肉汤

猪瘦肉60克洗净后切成片，女贞子40克、黑芝麻30克洗净。把猪瘦肉、女贞子、黑芝麻放入锅内，加适量清水，以武火煮沸后，再用文火煲1小时，可根据自己的口味加一些调味料。这道药膳有补肾、黑发、益精、养颜的功效。适合肝肾虚弱、精血虚少的人。

2. 女贞子龙眼猪肉汤

猪肉60克洗净后切成片，女贞子60克、龙眼肉20克洗净。把猪肉、女贞子、龙眼肉放进锅内，加适量清水，以武火煮沸后，再用文火煲2小时，可根据自己的口味适量加一些调味料。这道药膳可补肝肾，益心脾，黑须发。亦适合高脂血症患者、肥胖人群、肝肾不足者。

◆六 趣闻

　　相传在古代，临安府（今杭州）有一员外，膝下只有一女，年方二八，品貌端庄，窈窕动人，工琴棋书画。员外视若掌上明珠，求婚者络绎不绝，小姐均不应允。员外贪图升官发财，将爱女许配给县令为妻，以光宗耀祖。哪知员外之女与府中的教书先生私订了终身，到出嫁之日，便含恨一头撞死在闺房之中。

　　教书先生听闻小姐殉情，如晴天霹雳，忧郁成疾，不过几日便形如枯槁，须发变白。数年之后，教书先生因思念之情太浓，便到此女坟前凭吊，以寄托哀思。但见坟上长出一棵枝叶繁茂的女贞树，果实乌黑发亮。教书先生遂摘了几颗放入口中，味甘而苦，直沁心脾，顿觉精神倍增。从这以后，教书先生每日必到此摘果，病亦奇迹般地日趋好转，过早变白的头发也渐渐地变得乌黑了。他大为震惊，深情地吟道："此树即尔兮，求不分离兮。"从此，女贞子便开始被人们作为药物使用了。

第三章——

减肥不是白幼瘦

一　肥　胖

　　肥胖是指一定程度的明显超重与脂肪层过厚，是体内脂肪，尤其是甘油三酯积聚过多而导致的一种状态。它不是指单纯的体重增加，而是体内脂肪组织积蓄过剩的状态，即由于食物摄入过多或机体代谢的改变而导致体内脂肪积聚过多，造成体重过度增长并引起人体病理、生理改变或潜伏。简而言之，就是体内甘油三酯太多，脂肪细胞肥大。

　　单纯性肥胖占肥胖者的95%以上。其中，遗传、运动、环境、心理等因素，都是肥胖的主要原因。比如：饭点虽然吃得少，但管不住嘴，零食、奶茶、可乐轮番上阵；心情不太好，吃吃吃也的确可以缓解焦虑状况，不知不觉又多了几斤肉；虽然不怎么吃饭，但喝酒呀，酒是"液体面包"，能量一点没少；说是有运动，每周一次，每次半小时，实际上可以说是娱乐活动，消耗不足。

肥胖当然不只影响外观，更影响健康，俗话说："有钱难买老来瘦。"

中医学认为肥胖者属于本虚标实，也就是看起来很壮实，实际上是花架子。本为脾虚，标为痰湿。当然，药物治疗不是主导，"管住嘴、迈开腿"才是最重要的。

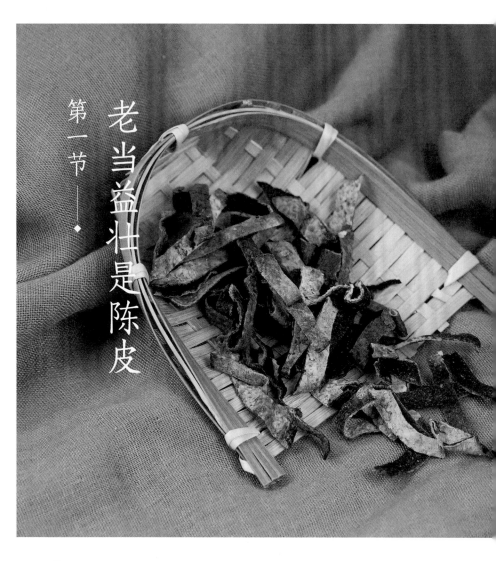

第一节——

老当益壮是陈皮

拟人本草

　　陈皮在人体世界中扮演的是湿邪杀手的角色。湿邪是人体的宿敌，它喜欢和寒邪、热邪或血瘀等联合兴风作浪。它还有多种化身，如痰、饮等，散布在人体的每一个隐秘角落。痰湿让人体更为笨重，运转迟钝，陈皮则可以通过健脾，清除痰湿，把多余的水也赶出身体。

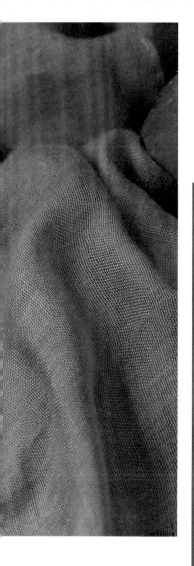

缘起

陈皮，是由芸香科植物橘及其栽培变种的干燥成熟果皮制备而成。无论是小时候的潮汕九制陈皮零食，还是现在的云南普洱陈皮茶，陈皮都和生活很近。有人会问："陈皮真的是老当益壮，越久越好吗？"我们可以参考一下现代的药理研究：18个月的陈皮，其挥发油的祛痰作用和其水煎剂解除十二指肠的痉挛作用较佳，优于6个月和30个月的。陈皮具有理气健脾、燥湿化痰的作用，而肥人多痰湿，陈皮正好专业对口。

陈皮在中医方剂中应用广泛，如二陈汤、苍术导痰丸、补气消痰饮等。其中，广东四会的陈皮因其有效成分较为优越，在《中华人民共和国药典》中被单独列为"广陈皮"，以区别于普通陈皮。

1.《本草纲目》

橘皮，苦能泄能燥，辛能散，温能和。其治百病，总是取其理气燥湿之功，同补药则补，同泻药则泻，同升药则升，同降药则降。脾乃元气之母，肺乃摄气之钥，故橘皮为二经气分之药，但随所配而补泻升降也。洁古张氏云，陈皮、枳壳利其气而痰自下，盖此义也。同杏仁治大肠气闷，同桃仁治大肠血闷，皆取其通滞也。

2.《本草经疏》

橘皮……主胸中瘕热逆气，气冲胸中呕咳者。以肺主气，气常则顺，气变则逆，逆则热聚于胸中而成瘕。瘕者，假也，如痞满郁闷之类也。辛能散，苦能泄，温能通行，则逆气下，呕咳止，胸中瘕热消矣。脾为运动磨物之脏，气滞则不能消化水谷，为吐逆、霍乱、泄泻等证，苦温能燥脾家之湿，使滞气运行，诸证自瘳矣。肺为水之上源，源竭则下流不利，热结膀胱。肺得所养而津液贯输，气化运动，故膀胱留热停水，五淋皆通也。去臭及寸白者，辛能散邪，苦能杀虫也。

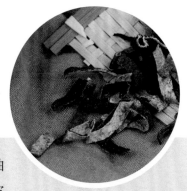

三 今生

陈皮主要含有陈皮挥发油（右旋柠檬烯、柠檬醛、川皮酮、橙皮苷、肌醇、维生素B族等）、陈皮黄酮类、陈皮生物碱（辛弗林等）、陈皮多糖、微量元素等。

学者在实验研究中，发现川陈皮素具有预防肥胖、辅助降血脂及预防肝脏脂肪变性的作用。此外，药理研究提示陈皮具有抗氧化、清除自由基、祛痰止咳及促进消化等作用。现代临床上可用于治疗咳嗽痰多、消化不良、小儿泄泻和厌食等疾病。

四 对话陈皮

小　卫：陈皮适合哪一类肥胖人群呢？

陈　皮：本品最适合脾虚痰湿型的单纯性肥胖症。

小　卫：长期服用陈皮不会有害处吧？

陈　皮：本品为药食同源类，无毒性。可以长期服用。不过，气虚及阴虚燥咳患者不宜服用陈皮。

小　卫：陈皮还有其他用处吗？

陈　皮：本品的主要功效是"理气健脾，燥湿化痰"，临床常用于
　　　　脘腹胀满、食少吐泻、咳嗽痰多。

小　卫：广陈皮和普通陈皮有差别吗？

陈　皮：广陈皮即是广东道地产的陈皮，在药典中有专属的位置。
　　　　研究发现，相比普通陈皮，广陈皮的有效成分（如橙皮
　　　　苷、挥发油等）的含量更高。

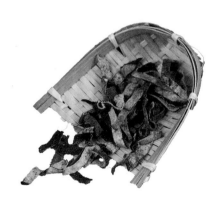

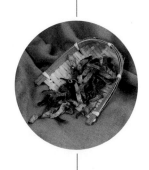

用法指引

🌿 1. 陈皮降脂茶 ....

取陈皮15克、山楂10克、甘草3克、丹参
10克。以1500毫升水煮沸，文火再煮20分钟，
过滤即可。主要有降低胆固醇及血脂之作用，
适宜体质壮实的高血脂人群和肥胖人群。

🌿 2. 陈皮荷叶茶 ....

干山楂15克，干荷叶10克，陈皮10克，清水
700毫升，蜂蜜随意。将山楂、荷叶、陈皮放
入清水中浸泡2分钟，再用清水冲净。锅中倒
入清水，放入山楂、荷叶和陈皮，用武火煮
开后，改成文火煮10分钟。关火后，盖盖子
闷5分钟即可，然后用漏网将煮好的茶水滗
出，倒入壶中。至茶温降至50℃左右，按口
味加入适量蜂蜜，调匀后即可饮用。

六 趣闻

相传宋朝天圣元年（1023年），范仲淹在泰州西溪（今江苏东台）任盐仓监官，当时他的母亲体弱多病又不愿服用汤药。为此，范仲淹一筹莫展，忧心忡忡。有一天，他前往当地一位名医的住处，这位名医见他求医心切，便给了范仲淹一味良方：用糯米配以中药，制成药酒饮用。于是，范仲淹立刻找来中药和酿酒师，制成此酒，范仲淹的母亲饮用后果然身体逐渐康复起来。而这种酒，就是最初的陈皮酒。

晏婴出使楚国"橘化为枳"的论述，既是环境条件对果实质变影响的论述说明，又是具有政治含义的双关语。屈原通过赞美橘树，抒发对楚国炽热的爱，诗云："后皇嘉树，橘来服兮。受命不迁，生南国兮。"唐太宗每年重阳节时，都要用洞庭湖所产的新橘，赐送群臣，以庆吉利。唐代杜甫赞曰："此邦千树橘，不见比封君。"唐代白居易云："珠颗形容随日长，琼浆气味得霜成。"唐代柳宗元云："密林耀朱绿，晚岁有余芳。"唐代李绅在《橘园》中咏道："俱同枳棘愁迁徙，每抱馨香委照临。怜尔结根能自保，不随寒暑换贞心。"唐代陆龟蒙云："良玉有浆须让味，明珠无颗亦盖圆。"宋代苏轼云："一年好景君须记，最是橙黄橘绿时。"宋代杨万里云："花净何须艳，林深不隔香。"宋代范成大云："新霜彻晓报秋深，染尽青林作缬林。惟有橘园风景异，碧丛丛里万黄金。"宋代陆游云："西窗夕阳曛，摘橘荐新醅。"可见，诗人们也不是只爱花花草草，橘子也能让人触景生情啊。

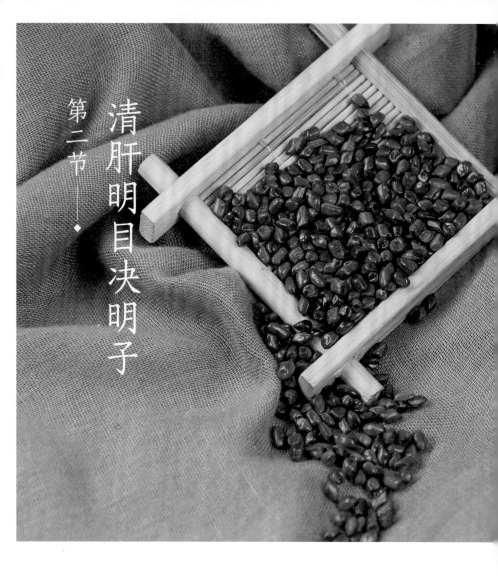

第二节 · 清肝明目决明子

拟人本草

　　决明子原本是人体世界内心灵窗户的维护保养人员，他看尽世间云卷云舒、落英缤纷。本一直待在人体世界的顶层，机缘巧合，遇见下三路的通道壅堵，决明子放下身段动起手来，竟是疏通成功，也因此点亮了一个新的天赋点。

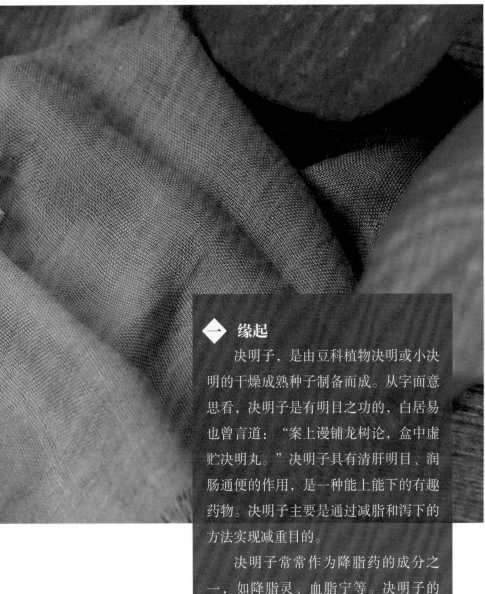

◆ 缘起

决明子，是由豆科植物决明或小决明的干燥成熟种子制备而成。从字面意思看，决明子是有明目之功的，白居易也曾言道："案上漫铺龙树论，盒中虚贮决明丸。"决明子具有清肝明目、润肠通便的作用，是一种能上能下的有趣药物。决明子主要是通过减脂和泻下的方法实现减重目的。

决明子常常作为降脂药的成分之一，如降脂灵、血脂宁等。决明子的有效成分与大黄相似，但大黄过于苦寒，相对平和的决明子是一个良好的替代品。

1. 《本草经疏》

决明子……其味咸平。《别录》：益以苦甘微寒而无毒。咸得水气，甘得土气，苦可泄热，平合胃气，寒能益阴泄热，足厥阴肝家正药也。亦入胆肾。肝开窍于目，瞳子神光属肾，故主青盲目淫、肤赤白膜、眼赤痛泪出。《别录》：兼疗唇口青。《本经》：久服益精光，轻身者，益阴泄热，大补肝肾之气所致也。

2. 《本草求真》

决明子……除风散热。凡人目泪不收，眼痛不止，多属风热内淫，以致血不上行，治当即为驱逐。按此苦能泄热，咸能软坚，甘能补血，力薄气浮，又能升散风邪，故为治目收泪止痛要药，并可作枕以治头风。但此服之太过，搜风至甚，反招风害，故必合以蒺藜、甘菊、枸杞、生地、女贞实、槐实、谷精草相为补助，则功更胜。谓之决明，即是此意。

决明子含有蒽醌、萘并吡喃酮、蛋白质、糖类、微量元素等成分，决明蒽醌苷元的主要成分为大黄酚。

动物实验表明，决明子水煎剂既能明显抑制营养肥胖型大鼠体质量的增加，又不影响食欲。此外，现代药理研究显示，决明子还具有降血脂、降血压、抑菌、减肥、润肠通便、明目、抗衰老及增强记忆力等作用。

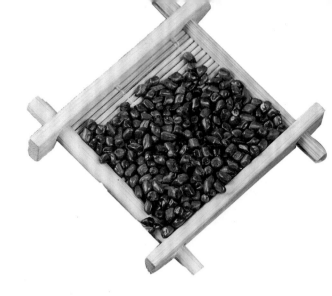

四 对话决明子

小　卫：决明子茶我也有耳闻，它适合所有的肥胖人群吗？

决明子：是的。不过本品偏于苦寒，脾虚痰湿人群需要加一些陈皮、黄芪之类，以调和药性。

小　卫：决明子是不是通过拉肚子的方式减肥的？

决明子：具体减肥机制目前并不完全明确，不过可以肯定并不是完全依赖于泻下。

小　卫：长期服用决明子有副作用吗？

决明子：本品无毒，不过气虚便溏者不宜用。

小　卫：决明子还有其他用途吗？

决明子：本品的主要功效是"清肝明目，润肠通便"，临床常用于目赤涩痛、羞明多泪、头痛眩晕、目暗不明、大便秘结。

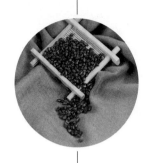

 1. 决明子茶

决明子、绿茶各5克。将决明子用文火炒至香气溢出，取出候凉。将炒好的决明子、绿茶同放杯中，加入沸水，浸泡3～5分钟后即可饮服。当茶饮，随饮随续水，直到味淡为止。

 2. 决明子蜂蜜饮

炒决明子10～15克，蜂蜜20～30克。将决明子捣碎，加进300～400毫升的水煎煮10分钟，待温度降至40℃左右，调进蜂蜜搅拌均匀。早晚分服，每日1剂。

六 趣闻

从前，有个老秀才，还不到六十岁就得了眼病，看东西看不清，走路拄拐杖，人们都叫他"瞎秀才"。有一天，一个南方药商路过他家，见门前有几棵野草，就问这个草苗卖不卖。老秀才反过来问："你给多少钱？"药商说："你要多少钱，我就给多少钱。"老秀才心想这几棵草还挺值钱，就说："俺不卖。"药商见他不卖就走了。

过了两日，南方药商又来了，还是要买那几棵草。这时瞎秀才门前的草已经长到三尺多高，茎上已经长满了金黄色花。老秀才见药商又来买，觉得这草一定有价值，要不然他为何老要买？但老秀才还是舍不得卖。

秋天，这几棵野草结了菱形、灰绿色且有光亮的草籽。老秀才一闻草籽味挺香，觉得准是好药，就抓了一小把，每天用它泡水喝，日子一长，眼病居然好了，走路也不用拄拐杖了。这种草籽就是决明子。以后，老秀才因为常饮决明子泡的茶，一直到八十多岁还眼明体健，曾吟诗一首："愚翁八十目不瞑，日数蝇头夜点星。并非生得好眼力，只缘长年饮决明。"

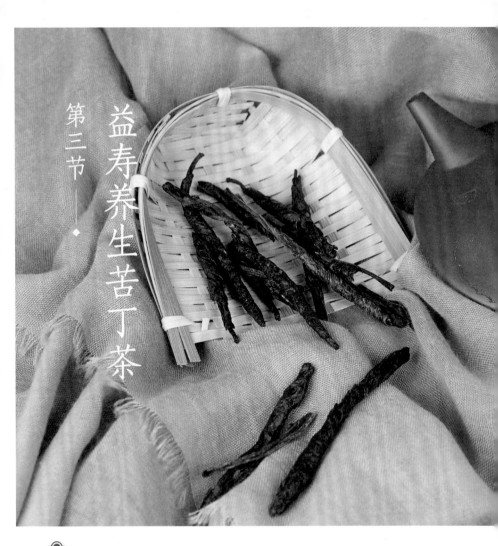

第三节 —•

益寿养生苦丁茶

拟人本草

　　苦丁茶像是一个勤勉有加的清道夫。胡吃海喝塞进人体世界的食物，其中有很多是垃圾——多余的油脂，苦丁茶就是清扫体内"垃圾"的一把好手。苦丁茶专在心血管领域游走打扫，有时在呼吸系统遇见风热邪气，也会毫不客气扬起扫把揍两下。唯一可惜的是苦丁茶不愧其名，苦口苦面，若是有甜味的苦丁茶，那便完美无缺了。

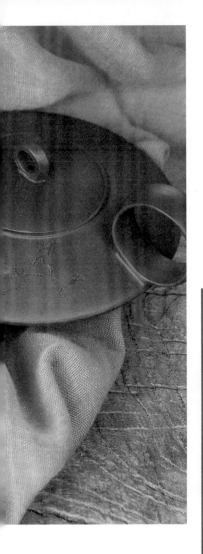

 缘起

苦丁茶遍布各地,由冬青科植物枸骨和大叶冬青的叶制备而成。市面上又有木犀科植物制成的西南苦丁茶,甚至有藤黄科、紫草科、马鞭草科、菊科、山茶科、虎耳草科、蔷薇科、杜鹃花科的植物在鱼目混珠。总的来说,请认准冬青科才是正牌。苦丁茶性味甘苦寒,具有清热明目生津等作用,主要是通过降脂达到减肥目的。

苦丁茶是减肥界的明星。尤其喜欢吃煎炸油腻食品的人,如果再喝上一杯饮料,不知不觉就会噌噌噌地长胖。如果把饮料换作苦丁茶,可能便不惧那油腻的食品了。

二
前世

🌿 1. 《本草再新》 ·····

消食化痰，除烦止渴，利二便，去油腻。

🌿 2. 《四川中药志》 ·····

能清热散风，除烦解渴。治头痛、齿痛、耳鸣、目赤及食滞有痰。

🌿 3. 《中国医学大辞典》 ·····

散肝风，清头目，治耳鸣、耳聋、聤耳流脓，活血脉，凉子宫，绝孕。

三
今生

苦丁茶富含三萜类、黄酮类、多酚类、挥发油及多糖等多种有效成分。

有学者使用苦丁茶（大叶冬青）煎液制成生药作用于大白鼠，通过研究大鼠的血清，发现苦丁茶对于脂质在血清以及肝脏中的含量具有明显的降低作用，从而减少了大鼠肝脏质量和脂肪湿重，具有良好的减肥功效。

现代药理研究显示苦丁茶煎汤具有清热解毒、杀菌消炎、明目益智、抗辐射、抗衰老、活血脉、降血脂、抗病毒、降血糖及降血压等多种功效；此外，苦丁茶中的诸多生物活性成分和抗氧化物质等还具有较好的保健功效。苦丁茶的开发及临床应用具有广阔的发展前景。

四 对话苦丁茶

小　卫：苦丁茶适宜哪一种类型的肥胖人群呢？

苦丁茶：本品尤其适合高甘油三酯的肥胖人群，注意，购买正品很
　　　　重要。

小　卫：长期服用苦丁茶有副作用吗？

苦丁茶：本品无毒。不过，长期服用会使脾胃负担较大，因为过于
　　　　苦寒；此外，风寒感冒者、产妇都不宜服用。

小　卫：那我也不肥胖，可以喝苦丁茶吗？

苦丁茶：可以的。本品具有多种保健功效。

小　卫：苦丁茶还有其他用途吗？

苦丁茶：本品的主要功效是"疏风清热，明目生津"，临床还可用
　　　　于风热头痛、齿痛、目赤、聤耳、口疮、热病烦渴、泄
　　　　泻、痢疾。

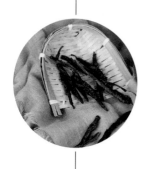

五

用法指引

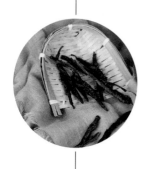 1. 苦丁茶 ....

可单纯以苦丁茶冲泡，原汁原味；或与其他
茶叶，如乌龙茶、绿茶、花茶等混合冲泡。
因本品苦寒，建议温服。

2. 苦丁大枣茶 ....

在冲泡苦丁茶时可混入大枣或陈皮，以中和
其苦寒药性。

六 趣闻

　　传说，唐代舒城有个名叫曹松的诗人，文采过人，但年过半百却屡试不第，遂南游隐居西樵山，教山民种苦丁茶。为了寻找苦丁茶种子的育苗方法，他先给仙鹤喂吃茶果，再从其粪便中拣出茶籽育种，未获成功。他后经仙人指点，取蓬莱阁仙水浸泡，乃获成功，使西樵山成为远近闻名的苦丁茶区。曹松在山中种茶赋诗十年，在七十多岁高龄时才考中进士。后来人们在山上修建了一座茶仙庙，以纪念他的功德。

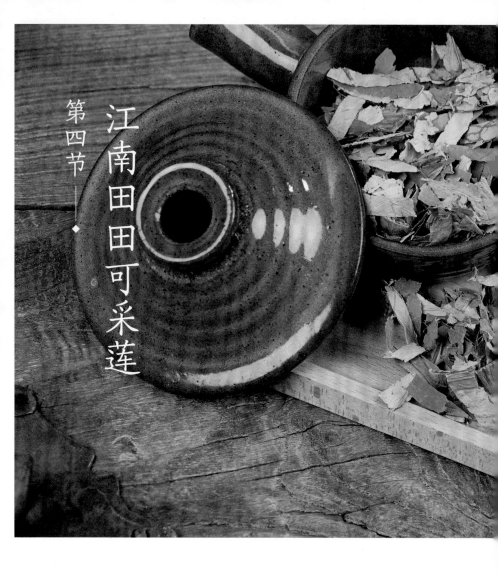

第四节 ——

江南田田可采莲

拟人本草

　　荷叶似一个不食人间烟火的雅士，他在人体世界游走时，既不会带个扫把赶走甘油三酯，也不需要费尽心思把痰湿之邪赶尽杀绝，他只是劝说动员脂肪自动分解，就顺利完成了减重的工作任务。他堪称减肥界的最佳谈判专家。

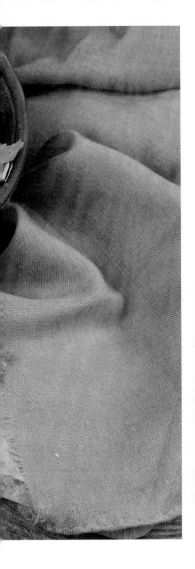

一 缘起

荷叶，是由莲科植物莲的干燥叶制备而成。乐府诗有云："江南可采莲，莲叶何田田。"莲在中国历来是美好事物的代表，乃至许多女性的名字也带有"莲"字。而佛教中的"花开见佛"，这个花，就是莲花。古代文人都爱莲："荷叶初开犹半卷，荷花欲拆犹微绽，此叶此花真可羡。"就连诗仙李白，不也自称青莲居士吗？荷叶具有清暑化湿、升发清阳、凉血止血等作用。

荷叶是减肥界的"一线明星"，乃至藕节和莲子心也有一席之地。荷叶参与的降脂益肝汤等，主要是通过降脂而减肥，对脂肪肝有良好疗效。

二

前世

🌿 1.《本草纲目》

　　生发元气，裨助脾胃，涩精滑，散瘀血，消水肿、痈肿，发痘疮。治吐血、咯血、衄血、下血、溺血、血淋、崩中、产后恶血、损伤败血。

🌿 2.《医林纂要》

　　荷叶……功略同于藕及莲心，而多入肝分，平热去湿，以行清气（以青入肝也。然苦涩之味，实以泻心肝而清金固水，故能去瘀保精，除妄热，平气血也……）。

🌿 3.《本草再新》

　　清凉解暑，止渴生津，治泻痢，解火热。

三

今生

　　荷叶中化学成分主要为生物碱、黄酮、挥发油及各种微量成分，如有机酸、甾醇、脂质、维生素、多糖等。

　　有动物实验研究发现，荷叶水提物可通过改善大鼠脂肪组织的过氧化物酶增殖物活化受体和瘦素蛋白的表达，促进脂肪的动员和分解，降低肥胖大鼠的体重和血脂水平。另有实验研究发现，用藕节、藕芽喂饲肥胖型大鼠，大鼠的体重明显下降，腹腔内的脂肪量也减少了。

　　除此之外，现代药理研究还发现荷叶有多种生物活性，具有抗氧化、抑菌、抗疲劳、保护细胞的应激损伤等作用。

◆四 对话荷叶

小　卫：荷叶、藕节都适合哪种类型的肥胖呢？

荷　叶：本品儿乎适合所有类型的单纯性肥胖人群。

小　卫：长期服用没有害处吧？

荷　叶：本品药食同源，无毒无害，十分安全。

小　卫：南方荷叶好，还是北方荷叶好呢？

荷　叶：有实验研究提示，江苏、浙江、湖南的岳阳和湘潭的荷叶
　　　　的活性成分含量较高。购买的时候可以适当参考。

小　卫：那荷叶还有其他用处吗？

荷　叶：本品的主要功效是"清暑化湿，升发清阳，凉血止血"，
　　　　荷叶炭则有"收涩化瘀止血"的功能。荷叶在临床常用于
　　　　暑热烦渴、暑湿泄泻、脾虚泄泻、血热吐衄、便血崩漏，
　　　　荷叶炭则用于出血症和产后血晕。

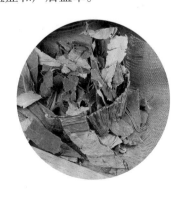

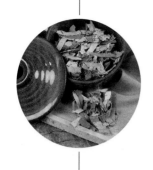

五

用法指引

🌿 1. 荷叶二花粥 ·······························

鲜荷叶1张，荷花1朵，扁豆花5朵，大米100克。
将鲜荷叶洗净、切细；先取大米煮粥，待熟
后调入荷叶、荷花、扁豆花，再煮一二沸。
每日2剂。可清热解暑、除烦利尿。适用于暑
热症及高脂血症、肥胖。

🌿 2. 山楂荷叶茶 ·······························

山楂和荷叶各15克，普洱茶10克，冰糖适
量。将山楂、荷叶、普洱茶加沸水1 000毫升
冲泡，泡好之后可以加冰糖调味。

🌿 3. 干荷叶茶 ·······························

将干荷叶撕成小片，每次取15～30克，用沸
水闷泡15分钟左右（或煎煮15分钟）。代茶
饮用，每天服用2次。

六 趣闻

　　由于"莲"与"怜"音同，所以古诗中有不少写莲的诗句，借以表达爱情。如南朝乐府《西洲曲》："采莲南塘秋，莲花过人头。低头弄莲子，莲子清如水。""莲子"即"怜子"，"清"即"青"。这里是实写也是虚写，语意双关，采用谐音双关的修辞，表达了一个女子对所爱的男子的深长思念和爱情的纯洁。

　　晋《子夜歌四十二首》之三十五："雾露隐芙蓉，见莲不分明。"雾气露珠隐去了荷花的真面目，莲叶可见但不甚分明，也是利用谐音双关的方法，写出一个女子隐约地感到男方爱恋着自己。

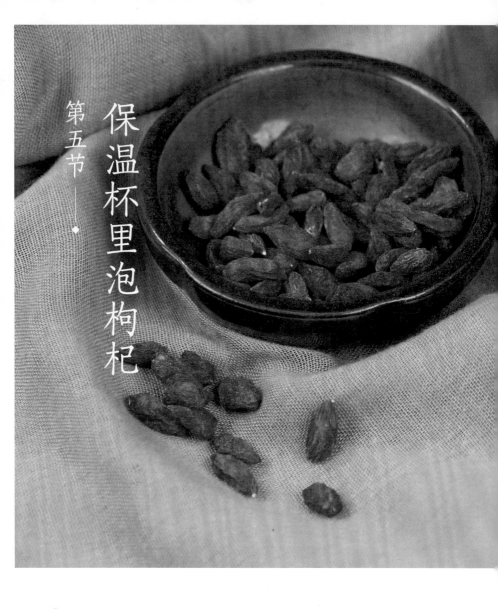

第五节 —

保温杯里泡枸杞

拟人本草

　　枸杞子像是一个和气爽朗的邻家大姐姐，外有红衣热烈如火，内心却沉静如潭水。她巡走在人体世界的五脏，既能养肝补肾，也可润肺益气，竟还可减肥，简直是多才多艺呀。

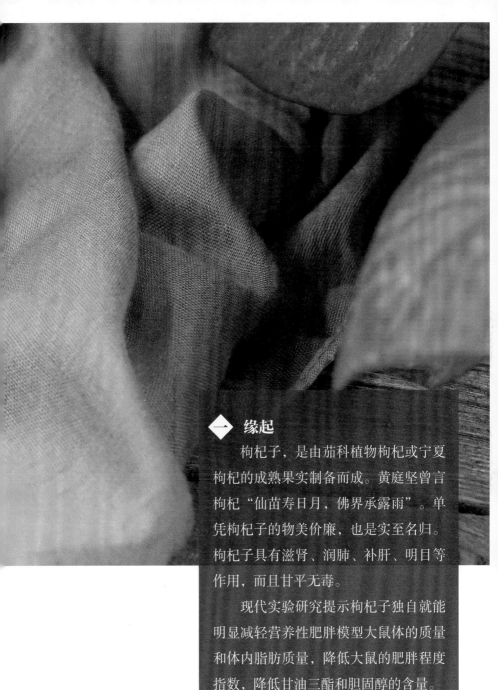

一　缘起

枸杞子，是由茄科植物枸杞或宁夏枸杞的成熟果实制备而成。黄庭坚曾言枸杞"仙苗寿日月，佛界承露雨"。单凭枸杞子的物美价廉，也是实至名归。枸杞子具有滋肾、润肺、补肝、明目等作用，而且甘平无毒。

现代实验研究提示枸杞子独自就能明显减轻营养性肥胖模型大鼠体的质量和体内脂肪质量，降低大鼠的肥胖程度指数，降低甘油三酯和胆固醇的含量。

1.《本草经疏》

（枸杞子）润而滋补，兼能退热，而专于补肾、润肺、生津、益气，为肝肾真阴不足、劳乏内热补益之要药……老人阴虚者十之七八，故服食家为益精明目之上品。昔人多谓其能生精益气、除阴虚内热、明目者，盖热退则阴生，阴生则精血自长，肝开窍于目，黑水神光属肾，二脏之阴气增益，则目自明矣……枸杞虽为益阴除热之上药，若病脾胃薄弱，时时泄泻者勿入，须先治其脾胃，俟泄泻已止，乃可用之。即用，尚须同山药、莲肉、车前、茯苓相兼，则无润肠之患矣。

2.《本草汇言》

俗云枸杞善能治目，非治目也，能壮精益神，神满精足，故治目有效。又言治风，非治风也，能补血生营，血足风减，故治风有验也。世俗但知补气必用参、耆，补血必用归、地，补阳必用桂、附，补阴必用知、柏，降火必用芩、连，散湿必用苍、朴，祛风必用羌、独、防风，殊不知枸杞……能使气可充，血可补，阳可生，阴可长，火可降，风湿可去，有十全之妙用焉。

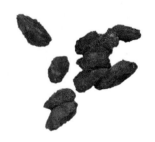

三 今生

枸杞子富含枸杞多糖、黄酮、色素、脂肪酸、挥发油、维生素、酚酸、甜菜碱、微量元素等活性成分。

多个动物实验研究发现，枸杞多糖可通过调节机体的能量代谢达到降脂减肥的作用。此外，枸杞子具有提高机体免疫功能、抗氧化、保肝、抗肿瘤、降血糖等多种功效。

 四 对话枸杞子

小　卫：枸杞子适合我这种每顿三大碗饭的人减肥吗？

枸杞子：可以的。不过饮食有度才是前提和关键。

小　卫：保温杯泡枸杞子真的有效吗？不需要煎服吗？

枸杞子：事实上，干嚼着吃，会比保温杯泡服更有效。不过考虑口感的话，保温杯泡服也是可以接受的，不过不建议高温久泡。

小　卫：枸杞子有副作用吗？

枸杞子：本品药食同源，安全性良好。

小　卫：枸杞子平时还用在哪些地方？

枸杞子：本品具有"滋肾，润肺，补肝，明目"的功效，临床常用于肝肾阴亏、腰膝酸软、头晕、目眩、目昏多泪、虚劳咳嗽、消渴、遗精等。

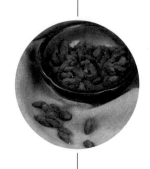

1. 枸杞大枣瘦身茶

枸杞子一小把，大枣3~4枚。将枸杞子和大枣放进玻璃茶杯中，以沸水冲调服食，或是以自来水煮沸后服食。除了大枣泡枸杞子茶，还可以单独用枸杞子泡茶，也可依据具体情况配合绿茶、干菊花、薏苡仁、决明子等一起煮茶饮用。

2. 赤小豆枸杞粥

赤小豆60克，糙米150克，小米50克，大枣8枚，枸杞子1勺，水1500毫升。赤小豆、糙米洗净，分别泡水4小时、2小时；将赤小豆先放入锅中，加水以文火煮30分钟，再将所有材料放入锅中，以武火烧开后转文火煮30分钟即可。

◆ 六 趣闻

相传战国时，在秦国境内黄河南岸的香山北麓（今宁夏中卫）平原上，有一青年农夫，村里人都唤他狗子。他娶了一位姓杞的妻子。杞氏勤劳而贤惠，日出而作，日落而息，奉养婆婆。

秦始皇统一六国，拓疆征战，狗子背井离乡，报效国家。"将军百战死，壮士十年归。"狗子归来，已是满脸胡须。路见家乡正闹饥荒，狗子非常担心，不知家中的老母亲与妻子现状如何。回家后见老母亲反而是发丝如银，神采奕奕，而多年未见的妻子，面色依然红润。狗子十分惊讶，问妻子："我在回来的路上，看见民不聊生，大家都快饿死了。只有你和母亲精神饱满，这是怎么回事？"杞氏说："我是到山上采集红色的果子和婆婆充饥，才能勉强活下来。"狗子激动得泣不成声，对杞氏更加感激。

所以为了纪念这种食物保住了大家的性命，帮助大家度过饥荒，人们把它起名为狗杞。后人发觉狗杞这种红果有滋阴补血、养肺健胃之功效，民间医生采之入药，改其名为枸杞子。

第四章——

咳嗽和爱藏不住

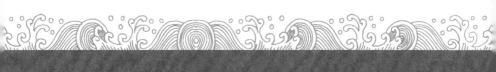

一 咳 嗽

咽痛、咳嗽、鼻塞三件套，是我们最经常打交道的小病小痛。呼吸道感染，一开始，是人体大世界和生存在世界外的病毒、细菌、支原体、衣原体等的博弈。大部分时候，都是人体胜利，个子大总是有多少优势的，但有时候，也会兵败如山倒。

悲观主义者甚至认为，迟早有一天，病毒可能会战胜人类，拿回地球的主宰权。病原体最擅长的就是"机会感染"，也就是有机会就袭击你，就像是苍蝇不叮无缝的蛋。所以把免疫力提高上去，始终是首位的。

可有时候，世事不能尽如人意，加班累倒了、烧烤烫到了等都可能导致免疫屏障打开了一个门，然后，呼吸道感染就发生了。有时候可能几天时间，人体世界依赖自身的白细胞军团，就打赢了自卫反击战；有时候，也可能发展出病毒性心肌炎、链球菌感染后肾小球肾炎、格林–巴利综合征、脑膜脑炎之类的疾病，最后只能拖着残躯过完下半生。有病治病，未病先防，切不可掉以轻心，就是我们要表达的意思。

中医学运用温病学的理法方药辨证治疗上呼吸道病毒感染性疾病具有独特优势。在解表法中，发汗是祛邪的重要途径，除了辛温解表、辛凉解表，还有透表清暑、芳香宣透及疏表润燥诸法，尤其在运用温病学理论治疗外感热病而使用解表法时，针对温病的表证，如风热犯肺、风寒犯肺、风热夹湿等证型，更注重顾护津液及扶助正气。

中药治疗上呼吸道病毒感染性疾病大多采用清热解毒药、活血药、祛风药和补益药。研究表明，对常见呼吸道病毒有抑制作用的单味中药有紫草、藁本、鱼腥草、大黄、黄芪、贯众、板蓝根、大青叶、金银花、连翘、蛇床子、乌药、青木香、败酱草、蒲公英、天花粉、甘草、大蒜、黄连、黄芩和柴胡等。大量临床及实验研究证明中药治疗病毒感染性疾病不是单纯着眼于直接的抗病毒作用，而是重视"病毒–机体–中药"三者的关系。

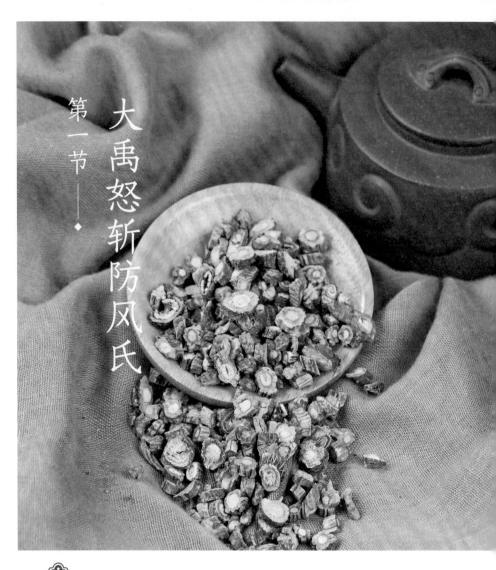

第一节 ——◆

大禹怒斩防风氏

　　防风犹如一个手持长枪、威风凛凛的战士，平时就守在人体世界的门口，但凡有风邪鬼鬼祟祟想要入侵，防风便可一举了结它。不止如此，防风对人体肌肉或脾胃的湿邪也有一套法门。风寒暑湿燥火六邪之中，防风便掌握了其中两门御邪方法。

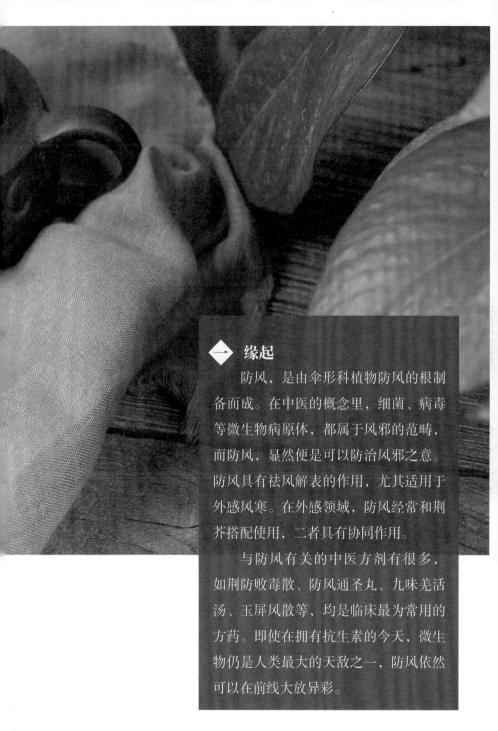

◆ 缘起

防风，是由伞形科植物防风的根制备而成。在中医的概念里，细菌、病毒等微生物病原体，都属于风邪的范畴，而防风，显然便是可以防治风邪之意。防风具有祛风解表的作用，尤其适用于外感风寒。在外感领域，防风经常和荆芥搭配使用，二者具有协同作用。

与防风有关的中医方剂有很多，如荆防败毒散、防风通圣丸、九味羌活汤、玉屏风散等，均是临床最为常用的方药。即使在拥有抗生素的今天，微生物仍是人类最大的天敌之一，防风依然可以在前线大放异彩。

1. 李杲

①防风，治一身尽痛……随所引而至，乃风药中润剂也。若补脾胃，非此引用不能行。凡脊痛项强，不可回顾，腰似折，项似拔者，乃手足太阳证，正当用防风。凡疮在胸膈已上，虽无手足太阳证，亦当用之，为能散结去上部风。病人身体拘倦者，风也，诸疮见此证，亦须用之。钱仲阳泻黄散中倍用防风者，乃于土中泻木也。②防风能制黄芪，黄芪得防风，其功愈大，乃相畏而相使也。

2. 《本草经疏》

防风……治风通用，升发而能散，故主大风头眩痛，恶风风邪，周身骨节疼痹，胁痛、胁风头面去来，四肢挛急，下乳，金疮因伤于风内痉。其云主目无所见者，因中风邪，故不见也。烦满者，亦风邪客于胸中，故烦满也。风、寒、湿三者合而成痹，祛风燥湿，故主痹也。发散之药，焉可久服，其曰轻身，亦湿去耳。《别录》云，叉头者令人发狂，叉尾者发痼疾，子似胡荽而大，调食用之香而疗风更优也。

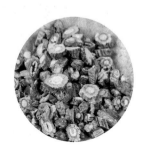

三
今生
　　防风含有色原酮、多糖、挥发油、香豆素等化学成分，其中升麻素苷（POG）和5-O-甲基维斯阿米醇苷的含量被规定为防风药材质量的衡量标准。

　　研究人员发现，防风的化学成分升麻素苷通过抑制JAK2/STAT3信号转导，抑制诱导型一氧化氮合酶和环氧化酶-2的表达，对小鼠单核巨噬细胞白血病细胞具有抗炎作用。而且防风内生真菌亦具有抗菌作用。

　　此外，现代药理研究提示防风还有解热镇痛、增强免疫系统、抗炎抗菌、抗肿瘤、抗凝血、抗过敏等作用。

四 **对话防风**

小　卫：防风更适合于哪一种外感情况呢？

防　风：本品适合风寒感冒，尤其是带有全身酸痛的那种。

小　卫：风寒感冒是什么样子的呀？

防　风：临床表现为发热轻、恶寒重、鼻塞、流涕、多嚏、咽痒、头痛、周身酸痛、恶风之类症状的，称为风寒外感。

小　卫：防风有毒副作用吗？会不会好似有些感冒药那样吃完之后打瞌睡？

防　风：本品无毒，即便是孕产妇也能使用。配伍黄芪、白术之类，还可以长期服用，增强免疫力。

小　卫：防风还有其他用途吗？

防　风：本品具有"祛风解表，胜湿止痛，止痉"之功效，临床还用于外感表证、风疹瘙痒、风湿痹痛、破伤风、脾虚湿盛。所以治疗皮肤瘙痒和风湿疼痛，防风也是一把好手。

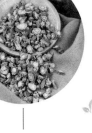

五

用法指引

🌿 1. 荆芥防风粥

荆芥10克，防风12克，薄荷5克，淡豆豉8克，粳米80克，白糖20克。水煮前4味药，去滓取汁；再用水煮米成粥，加入药汁及白糖即成。适合于外感初起，无论风寒风热。

🌿 2. 防风粥

防风10克，葱白2～3段，粳米（大米）50克。先将防风洗净，加水适量，浸泡30分钟后煮15分钟，去渣留汁，加入粳米，用文火煮成粥（约煮1小时），放入葱白和盐即可食用。适合于风寒感冒。

六 趣闻

　　传说古时大禹治水，当"地平天成"之时，在会稽大会诸侯，论功行赏。各州诸侯，纷纷赶到会稽山下，一片欢腾，史称"执玉帛者万国"。可是帮助大禹在今浙江一带治水的防风氏，却没有赶到。大禹以为防风氏居功自傲。过了一天，防风氏赶到了，大禹一怒之下，便下令杀了防风氏。

　　防风氏被杀，这真是天大的冤枉。因为他从居住地赶到会稽，要经过苕溪和钱塘江，当时苕溪又发大水，防风氏接到通知，虽然日夜兼程，还是迟到了。

　　防风氏被无辜冤杀，当时从他头中喷出一股股白血。白血散落在山野里，长出一种伞形、羽状叶的小草。后来当地乡民为治水而受了风寒，头昏脑涨，浑身酸痛，非常难忍。病人中有人梦见防风氏要他们吃这种草，说是能治风寒病。乡民们试着一吃，果然病就好了。于是乡亲们把这种草称作"防风"。

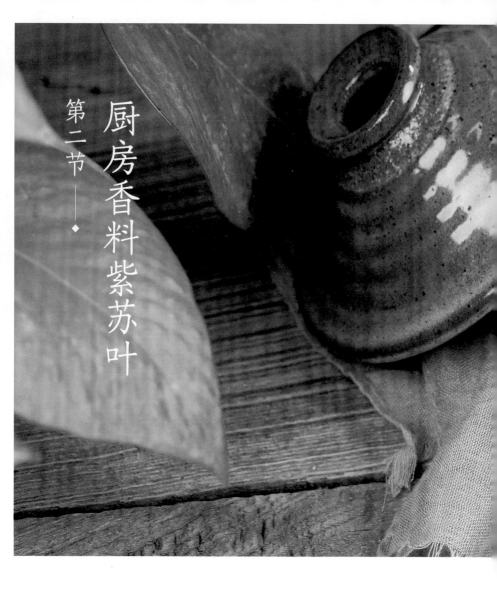

第二节 ——◆

厨房香料紫苏叶

紫苏叶好似一个香香公主，单凭体香就征服了人体世界。当然，紫苏叶不单运用她的芳香帮助人体世界祛散风寒，还可让脾胃气机更为顺畅。

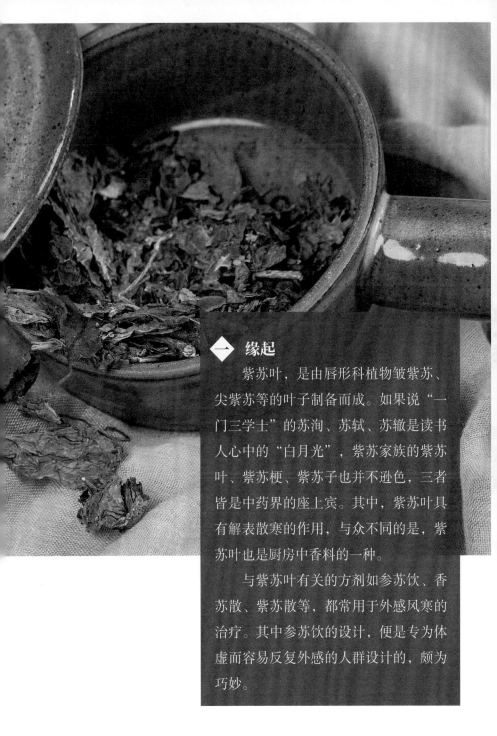

◇ 缘起

　　紫苏叶，是由唇形科植物皱紫苏、尖紫苏等的叶子制备而成。如果说"一门三学士"的苏洵、苏轼、苏辙是读书人心中的"白月光"，紫苏家族的紫苏叶、紫苏梗、紫苏子也并不逊色，三者皆是中药界的座上宾。其中，紫苏叶具有解表散寒的作用，与众不同的是，紫苏叶也是厨房中香料的一种。

　　与紫苏叶有关的方剂如参苏饮、香苏散、紫苏散等，都常用于外感风寒的治疗。其中参苏饮的设计，便是专为体虚而容易反复外感的人群设计的，颇为巧妙。

1.《本草汇言》

紫苏，散寒气，清肺气，宽中气，安胎气，下结气，化痰气，乃治气之神药也……一物有三用焉：如伤风伤寒，头疼骨痛，恶寒发热，肢节不利，或脚气疝气，邪郁在表者，苏叶可以散邪而解表；气郁结而中满痞塞，胸膈不利，或胎气上逼，腹胁胀痛者，苏梗可以顺气而宽中；设或上气喘逆，苏子可以定喘而下气，痰火奔迫，苏子可以降火而清痰。三者所用不同，法当详之。

2.《药品化义》

紫苏叶……为发生之物。辛温能散，气薄能通，味薄发泄，专解肌发表，疗伤风伤寒，及疟疾初起，外感霍乱，湿热脚气，凡属表症，放邪气出路之要药也。丹溪治春分后温热病，头痛身热，脊强目痛，鼻干口渴，每以此同葛根、白芷入六神通解散，助其威风，发汗解肌，其病如扫。取其辛香，以治抑郁之气停滞胸膈，入分心气饮，开心胸郁热神妙。如寒滞腹痛，火滞痢疾，湿滞泄泻，少佐二三分，从内略为疏解，最为妥当。参苏饮治虚人感冒风寒，方中一补一散，古人良有深意。如不遵其义，减去人参，或服之不应，或邪未散而正气先虚。

三 今生

紫苏含多种化学成分，主要有挥发油、脂肪酸、酚酸类、黄酮类、三萜类、花青素类和苷类，以及蛋白质及微量元素。

现代药理研究显示，紫苏叶和紫苏子皮的水浸液、水煎液、醇提液对大肠埃希菌、枯草芽孢杆菌、八叠球菌、金黄色葡萄球菌均有抑制作用，其中对枯草芽孢杆菌的抑制作用最强。

此外，紫苏还有降血压、抗炎、抑制过敏反应、抗病毒、调节人体免疫系统功能等作用。

四　对话紫苏叶

小　卫：紫苏叶适合哪一种感冒呢？

紫苏叶：本品适合风寒型感冒。

小　卫：紫苏叶有副作用吗？

紫苏叶：本品药食同源，并无不良反应。不过，气弱和阴虚的人群要慎用。孕妇也可以使用，有安胎的功效。

小　卫：我不喜欢煮药，太麻烦了，开水泡服有效吗？

紫苏叶：可以的，本品的有效成分是挥发油，可以泡服，也可以外用。

小　卫：紫苏叶还有其他用途吗？

紫苏叶：本品具有"发表，散寒，理气，和营"的功效，临床常用于感冒风寒、恶寒发热、咳嗽、气喘、胸腹胀满、胎动不安，并能解鱼蟹毒。所以潮汕人煮鱼虾等海鲜，都喜欢放点紫苏叶进去。

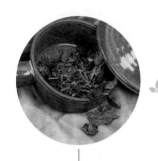

五

用法指引

1. 苏叶姜茶

将生姜3克、紫苏叶5克洗净，切成细丝，放入瓷杯内，再加红糖15克，以沸水冲泡，盖上盖后温浸10分钟即成。适用于风寒感冒诸症，对有恶心、呕吐、胃痛、腹胀等症状的胃肠型感冒尤为适宜。

2. 苏叶辛夷茶

紫苏叶10克、辛夷5克同放于大茶杯中，注入150毫升开水，加盖，温浸20分钟。代茶饮用。适用于风寒感冒所致头痛、鼻塞。

3. 紫苏杏仁粥

杏仁20克、粳米100克加水1 000毫升，武火烧沸，文火慢熬至粥将成时，再加入紫苏叶20克熬至粥成。空腹食用。适用于感冒咳嗽痰多、胸脘作痛。

六 趣闻

相传东汉末年的一天，名医华佗在一家酒店里小饮，巧遇一群青年正在比赛吃螃蟹，吃空的蟹壳堆了一大堆。华佗上前劝他们说："吃多了会闹肚子，还可能有生命危险。"这群青年不但不听他的劝告，反而大吃不止。

当天，这群青年和华佗都投宿在这家酒店里。半夜里，吃螃蟹的几位青年大喊肚子痛。华佗非常着急，忽然，他想起一次采药时，见到一只小水獭吞吃了一条鱼，肚子撑得像鼓一样，显得很难受。后来，水獭爬到岸上，吃了些紫色的草叶，不久便没事了。华佗想，那种紫色的草叶能解鱼毒，一定也能解蟹毒。于是他立即吩咐徒弟到郊外去采那种紫色的草叶，又立即煎汤给几个青年服下。过了一会儿，几个青年的肚子果然不痛了。

华佗心想，这种紫色草药还没名字，今后就叫它紫舒吧，意思是服后能使腹中舒服。因为字音相近，又属草类，后人就把它称作紫苏。

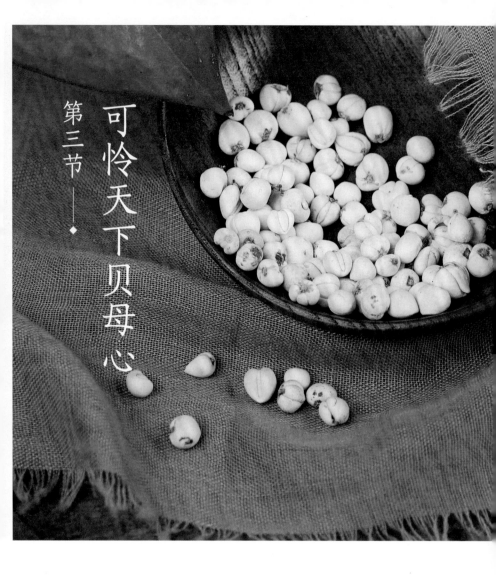

第三节——◆

可怜天下贝母心

　　贝母的形态像是一个抱着娃娃的母亲。人体世界固然有如同军队一般的免疫细胞或因子，但地域辽阔，也并不全然太平，其中有些地方便形成疮痈之类的法外之地，而贝母便最擅长破开堡垒，让顽固势力无处可藏。

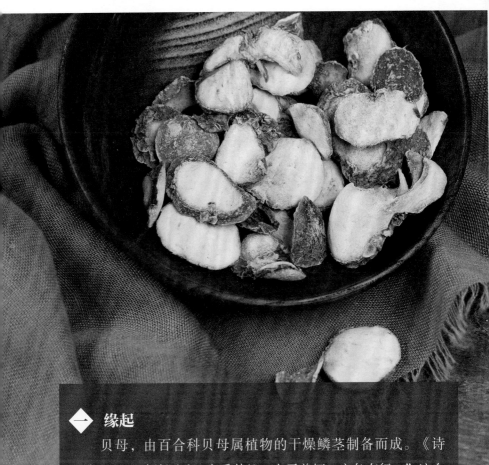

◆一 缘起

贝母，由百合科贝母属植物的干燥鳞茎制备而成。《诗经》云："陟彼阿丘，言采其虻。女子善怀，亦各有行。"这个"虻"，指的就是贝母。名字叫贝母的药物有三种：浙贝母、川贝母、土贝母。其中，浙贝母和川贝母的药源植物是同科同属，土贝母的药源植物则属葫芦科。通常所说的贝母是指浙贝母和川贝母。两种贝母都有解毒散结消痈的作用，但川贝母无疑更为贵重，因其尚能润肺。

与贝母有关的方剂有贝母瓜蒌散、猴枣散、二母石膏汤等，对于咳嗽有痰且痰黄色黏稠的人群来说，可以选择浙贝母或川贝母。

1.《本草汇言》

贝母,开郁、下气、化痰之药也……润肺消痰,止咳定喘,则虚劳火结之证,贝母专司首剂。故配知母,可以清气滋阴;配芩、连,可以清痰降火;配参、耆,可以行补不聚;配归、芍,可以调气和营;又配连翘,可以解郁毒,治项下瘰核;配二陈代半夏用,可以清肺消痰、和中降火者也。以上修用,必以川者为妙。若解痈毒,破症结,消实痰,敷恶疮,又以土者为佳。然川者味淡性优,土者味苦性劣,二者宜分别用。

2.《药品化义》

贝母,味苦能下降,微辛能散郁,气味俱清,故用入心肺,主治郁痰、虚痰、热痰及痰中带血,虚劳咳嗽,胸膈逆气,烦渴热甚,此导热下行,痰气自利也。取其下气则毒去,散气则毒解,用疗肺痿肺痈、咽痛喉痹、瘰瘤痰核、痈疽疮毒,此皆开郁散结、血脉流通之功也。又取其色白,体瓣象肺,性凉能降,善调脾气,治胃火上炎,冲逼肺金,致痰嗽不止,此清气滋阴,肺部自宁也。

三
今生

贝母所含化学成分种类繁多，功效各不相同，主要活性成分为生物碱和皂苷类。有研究认为各种贝母的代表性生物碱成分相近，且含量差异不大。

学者在动物实验中，对川贝母的4种生物碱西贝母碱、川贝酮、贝母素乙、贝母素甲的止咳化痰和抗炎作用进行了研究。结果表明，用这4种生物碱给小鼠灌胃后都能显著抑制氨水引起的小鼠咳嗽的频率和延长咳嗽的潜伏期。另外，在评价化痰作用的实验中，西贝母碱、贝母素乙和贝母素甲能显著增强小鼠气管的酚红排泌量。在抗炎作用的实验中，西贝母碱和川贝酮能抑制小鼠耳肿胀的发展。

此外，现代药理学研究证明，贝母属植物及其提取物在抗炎、抗肿瘤、降血压、神经保护、镇痛、抗氧化等方面具有显著的药理活性。

四 对话贝母

小　卫：贝母适合哪一种类型的咳嗽呢？

贝　母：川贝母适合肺热燥咳、干咳少痰、阴虚劳嗽，浙贝母适合风热咳嗽、痰火咳嗽、肺痈。

小　卫：贝母有副作用吗？

贝　母：本品无毒，不过按照中医的十八反理论，一般不宜与川乌、制川乌、草乌、制草乌、附子同用。

小　卫：贝母除了止咳化痰，还有其他用途吗？

贝　母：本品亦经常用于乳痈、瘰疬、疮毒等的散结。

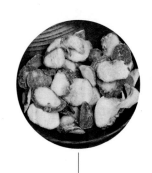

五　用法指引

🌿 1. 川贝炖雪梨 ┈┈┈┈┈┈┈┈┈┈┈┈┈┈┈┈

雪梨2个切片，川贝母10克砸成粉末，同放入水中煮，煮30～40分钟即可，吃梨喝汤，亦可加点蜂蜜。适合于支气管炎干咳不爽。

🌿 2. 川贝枇杷汤 ┈┈┈┈┈┈┈┈┈┈┈┈┈┈┈┈

川贝母5克，枇杷叶10克，黄芩5克。煎汤内服。适合于痰热咳嗽。

六 趣闻

相传在清朝时，四川某地有一位妇女生出来的孩子都活不过100天。

其实是这位母亲本身就有肺病，生下来的孩子无法存活。幸好这位妇女被一位中医救治，他每日煎制草药给妇女服下，妇女不但没有死去，还神奇地被医治好了。等到这位妇女痊愈以后，又生了一位男孩，男孩也茁壮健康地成长起来。妇人于是就将这种草药取名为"背母"，后人相传这种植物能治疗肺病，后来逐渐改名为贝母。

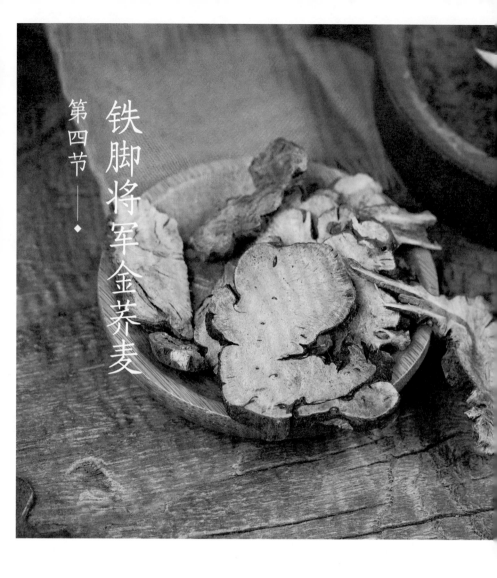

第四节——◆

铁脚将军金荞麦

金荞麦像是一个擅长釜底抽薪的小将。人体世界受微生物侵袭后，容易出现咳痰的表现，微生物混在痰液里可谓如鱼得水，所以尽快把痰液排出人体才是正理。可痰液黏稠之时，排痰也并不容易。此时，金荞麦正好派上用场。

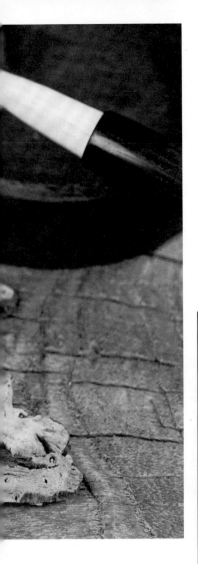

 缘起

　　金荞麦，是由蓼科植物金荞麦的干燥根茎制备而成。我们经常在馆子里吃荞麦面，喝荞麦茶，实际上，这些荞麦均非金荞麦。金荞麦具有清热解毒、排脓祛痰的作用。若是老烟民，往往早上起来都会吐几口脓痰，予以金荞麦，能减轻这种症状。当然，只有戒烟才是根本正法。

　　金荞麦片、急支糖浆等祛痰类的中成药中，金荞麦都是重要成分。需要注意的是，金荞麦最适合黏稠的黄痰，若是白稀泡沫痰，又或者是干咳无痰，则并不适宜使用。

二

前世

1. 《新修本草》

（主治）赤白冷热诸痢，断血破血，带下赤白，生肌肉。

2. 《本草拾遗》

主痈疽恶疮毒肿，赤白游疹，虫、蚕、蛇、犬咬，并醋摩傅之，亦捣茎叶傅之；恐毒入腹，煮汁饮。

3. 《本草纲目拾遗》

治白浊用根，捣汁冲酒服……喉风喉毒，用醋磨漱喉，涎痰去而喉闭自开矣。

三

今生

金荞麦化学成分复杂，含有黄酮类、萜类、甾体、有机酸等化学成分，其中，野荞麦苷、双聚原矢车菊苷元是主要有效成分。

学者在实验研究中，用金荞麦不同极性溶剂提取物对10种植物病原菌进行抑菌活性筛选研究，结果显示，金荞麦提取物对松赤枯病菌、玉米纹枯病菌、油菜菌核病菌、玉米弯胞杆菌、小麦赤霉病菌、绿色木霉都有明显的抑制作用，但是对水稻稻瘟病菌、黑曲霉、柑橘绿霉、镰刀菌却无抑制作用。

此外，金荞麦具有良好的抗肿瘤作用及降血糖、调节血脂、抗氧化等生理活性，可用于治疗癌症、糖尿病、高脂血症及风湿病等多种疾病。

四 对话金荞麦

小　卫：金荞麦适合哪种类型的咳嗽呢？

金荞麦：本品适合咳嗽而有脓痰、臭痰、黄痰者。如果是白痰多，可以选择橘红之类。

小　卫：金荞麦有副作用吗？

金荞麦：本品安全无毒，如果是长期有黄痰，可以长期服用。不过，孕妇禁用。

小　卫：金荞麦跟市面上的苦荞麦茶一样吗？

金荞麦：不一样。苦荞麦茶多数用的是苦荞麦的种子，而药品金荞麦用的是金荞麦的根。本品又称为铁脚将军草，一身的功夫主要就在根上面。

小　卫：金荞麦还有其他用途吗？

金荞麦：本品具有"清热解毒，排脓祛瘀"之功，临床可用于肺痈吐脓、肺热喘咳、乳蛾肿痛。

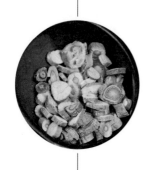

五

用法指引

1. 金荞麦瘦肉汤

猪瘦肉250克，金荞麦100克，冬瓜子30克，桔梗15克，生姜3片，大枣5颗。猪瘦肉洗净，切成块，放入沸水中；金荞麦、冬瓜子、桔梗、大枣（去核）、生姜洗干净，全部放入炖盅内，加入温开水，盖好盖，文火隔水炖3小时即可。佐餐食用，每天1～3次，每次服用200毫升左右。本汤适用于咳嗽、痰多以及肺脓肿者。

2. 金荞麦鱼腥草汤

金荞麦30克，鱼腥草30克，甘草6克。水煎服。用于咳吐脓痰。

◆ 六 趣闻

宋朝年间，金人南侵，兵荒马乱，老百姓苦不堪言。但在临安（今浙江杭州）一带，社会还是相对安宁的。在临安郊区农村，有一个朱八先生，他用一味名为"铁脚将军草"的药材，专为病人治肺脓肿等疾病，疗效非常好，在当地很有名气。肺脓肿，在现代社会也是很棘手的病，在没有抗生素的中国古代更是一种难治之症。

原来，有一年，朱八的老父亲患上了肺脓肿，咳出的痰是浓浓的腥臭痰。一日，他在街上遇到一个江湖郎中，声称专治肺脓肿，于是就把郎中请到家里为老爹治病。这位江湖郎中用7枚坚硬的块根样的药，拌和3斤绍兴老黄酒，放在瓦罐中密封，然后隔水蒸半个时辰。以后每天食3调羹。服用这药后，朱八老爹的病情果然好转，渐渐不咳了，也没有什么痰了。

朱八就与这个郎中交上了朋友。后来这位郎中就把秘方告诉了他，说这种块根样的药叫"铁脚将军草"，是专治肺脓肿的特效药。把这种块根种到地里，就会长出新的"铁脚将军草"。从此，朱八也开始为肺脓肿的病人治病，疗效确实好啊！这样一传十，十传百，朱八成了响当当的肺脓肿专科医生，老百姓开始尊称他为朱八先生。

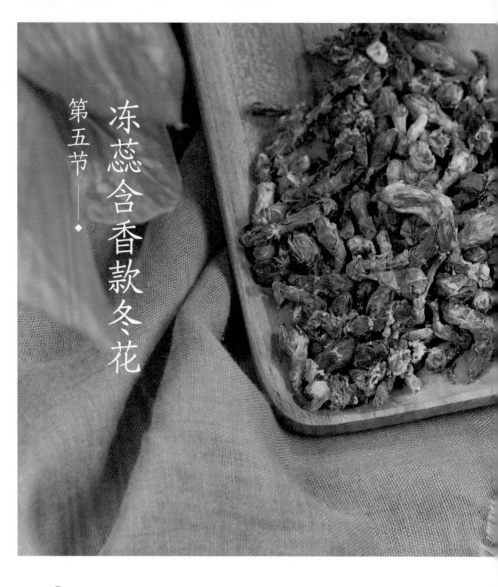

第五节

冻蕊含香款冬花

款冬花犹如一个优雅的女子，她带着阳光的温度，从冬天款款走来，眉目之间流露出坚忍强毅的意志。人体世界的肺部或因风寒，或因痰湿，饱受痰浊之苦，此时的款冬花，如甘霖降临大地，祛散痰浊，而无伤身之弊。

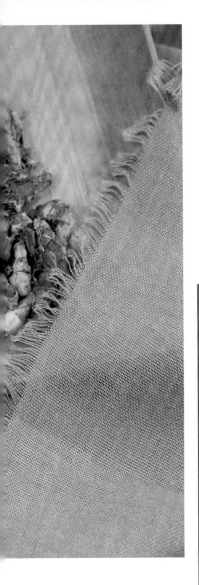

 缘起

　　款冬花，由菊科植物款冬的花蕾制备而成。咳嗽的原因多种多样，其中有些久咳，是支气管的慢性炎症导致的，比如慢性支气管炎等。慢性炎症很多会持续产生白痰，此时应用清热化痰的药物是不妥当的。而款冬花具有润肺下气化痰的作用，最适合新久咳嗽兼有白痰量多的情形。款冬花常与紫菀搭配使用，二者都是润肺化痰之品。

　　与款冬花有关的方剂有射干麻黄汤、紫菀散、百花膏等。冬天水冰地坼，开花的不止赫赫有名的梅花，还有款冬花，它们皆非凡品也，"以坚冰为膏壤，吸霜雪以自濡"。

二
前世

1. 《药品化义》

款冬花……味苦主降，气香主散，一物而两用兼备。故用入肺部，顺肺中之气，又清肺中之血。专治咳逆上气，烦热喘促，痰涎稠黏，涕唾腥臭，为诸证之要剂，如久嗽肺虚，尤不可缺。

2. 《本草正义》

款冬花……主肺病，能开泄郁结，定逆止喘，专主咳嗽，性情功用，皆与紫菀绝似。所以《本经》主治亦复多同，于寒束肺金之饮邪喘嗽最宜。然气味虽温而生于水中，亦润而不燥，则温热之邪郁于肺经而不得疏泄者，亦能治之，又如紫菀开肺，寒热者皆宜之例。特比之紫菀，究是辛温一筹，则火邪郁结，如肺痈成脓，痰红臭秽之候，自当有所顾忌。甄权竟谓其主肺痿肺痈，而景岳、石顽从而和之，殊是未妥。且石顽亦谓阴虚劳嗽忌之，以其性温也，何独于肺痈而不畏其温……要之，其功用大纲，多似紫菀。

三
今生

款冬花中主要含有黄酮类、倍半萜类、三萜类、酚酸类、甾醇类、生物碱类、多糖类、挥发油类等成分。此外还含有维生素C、鞣质、氨基酸和微量元素等成分。

学者在动物实验中，采用氨水引咳法和气管段酚红法研究款冬花生品不同化学成分的镇咳、祛痰作用。将昆明种小鼠随机分成空白组、对照组、款冬花生品水煎液组、不同化学成分组。结果显示，总萜组、总皂苷组、总黄酮组、总生物碱组能明显延长咳嗽潜伏期而且不增加小鼠气管的酚红排泌量。

此外，药理实验表明，款冬花还具有刺激心血管和呼吸的作用，以及抗血小板聚集、抗炎、抗过敏、抗肿瘤等作用。

◆（四）对话款冬花

小　卫：款冬花适合哪一种咳嗽类型呢？

款冬花：无论新久咳嗽，无论有痰无痰，均可使用。经常和紫菀搭配。

小　卫：款冬花有不良反应吗？

款冬花：本品无毒，只是阴虚人群慎用。

小　卫：款冬花能用开水泡服吗？

款冬花：本品不适合泡服，其有效成分并非挥发油。

小　卫：款冬花还有其他用途吗？

款冬花：本品主要是"润肺下气，化痰止咳"，临床用于新久咳嗽、气喘、劳嗽咯血。涉猎虽然广泛，但专一在肺。

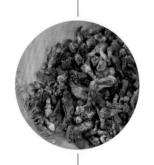

1. 款冬花百合汤

款冬花10克，百合30克，绿豆250克，白糖和蜂蜜适量。将款冬花浸泡于清水中。绿豆淘洗干净，放入锅中，加清水适量，煮烂待用。百合取瓣，撕去表皮膜，放入清水中浸泡1~2小时以去苦味，捞出放入锅中，加水煮烂，倒入绿豆锅中，又加入浸泡款冬花的水适量，烧沸后，再加入款冬花、蜂蜜和白糖，略煮即成。适合于久咳。

2. 款冬花川麦雪梨膏

款冬花、川贝母、细百合各15克，麦冬25克，雪梨1 000克，蔗糖适量。先将雪梨榨汁备用，再把梨渣同诸药水煎2次，每次2小时，二液合并，兑入梨汁，文火浓缩后加入蔗糖，煮沸即成。用时每次15克，每日2次，温开水冲饮或调入稀粥中服食。适合于燥咳。

六 趣闻

张籍是唐代著名诗人，但家境贫寒，体弱多病，当时就有"贫病诗人"之称。有一次，张籍不幸外感风寒，连续数日咳嗽不绝。因无钱医治，病情日渐加重。张籍此时心急如焚，一筹莫展。此时，他忽然记起曾经有一位僧人向他说起一种叫款冬花的中药，治疗久咳特别有效。于是，他嘱家人采来款冬花，煎服几次后，病情大减，咳嗽也止了。随之他即兴写下了这样一首诗："僧房逢着款冬花，出寺行吟日已斜。十二街中春雪遍，马蹄今去入谁家？"

有意思的是，宋代药学家苏颂的《本草图经》还记载了款冬花的一种特殊用法：疗久咳熏法。每旦取款冬花如鸡子许，稍用蜂蜜拌润，纳入一密闭铁铛内，铛上钻一小孔，插入一笔管。铛下着炭火，等烟从笔孔中出，以口含吸咽之，烟尽乃止，数日必效。单独用款冬花烟熏吸入以止咳，此法不能不说是一种颇有创意的发明，至今还值得借鉴研究。

第五章——

腰痛不是补补肾

一 腰 痛

腰痛的原因有很多。除运动系统疾病与外伤以外，其他器官的疾病也可引起腰痛。泌尿系炎症或结石、肾小球肾炎、某些妇女疾病（盆腔炎、子宫后倾等）、妊娠、腰部神经根炎和某些腹部疾病等皆可出现腰痛。

简而言之，不能随意地自以为腰痛就是坐姿不对、腰肌劳损、房事过多之类的原因，尤其是那些会逐渐加重或不能自行缓解的腰痛。

其中，腰椎腰肌相关的原因如腰部骨质增生、椎间盘突出症、腰椎肥大、椎管狭窄、腰部骨折、椎管肿瘤、腰部急慢性外伤或劳损、腰肌劳损、强直性脊柱炎等均可引起腰痛。

中医治疗腰痛有着悠久的历史，秦汉之前多以导引、砭灸等外治法为主，形成"牵引""针灸"的雏形。《素问》中的"经络不通，病生于不仁，治之以按摩醪药"是中医推拿、外用药酒疗法的最早记载。内服中药治疗始于《金匮要略》所载肾着汤和肾气丸。汉代华佗创编了"五禽之戏"，记载了"引挽腰体，动诸关节"的康复和预防锻炼方法。晋代《肘后备急方》记载了中药内服和外用药物结合疗法，对筋伤、肿胀、疼痛采用活血化瘀药内服，加用酒剂以增强活血力量，或用中药外敷，或用药酒、药醋涂擦患处以缓解症状。

早在隋代，巢元方《诸病源候论》即将腰背痛分为肾虚、风痹、劳伤、闪挫、卧湿5种，并进行了较系统的病因分类。唐代孙思邈《备急千金要方》不仅记载了筋伤的内外用药，还记载了老子按摩法、天竺国按摩法，归纳了擦、捻、抱、推、振、打、顿等治疗手法，丰富了推拿学的治疗内容，提出了内外用药结合推拿的综合治疗理念。总的来说，中医对腰痛的研究就是源远流长。

中医将腰痛分为寒湿腰痛、湿热腰痛、瘀血腰痛、肾虚腰痛。针对的主要还是腰椎或腰肌本身的毛病。腰痛属中医"痹病"范畴，是人体正气不足，外邪侵袭，闭阻血脉所引起的肢体关节及肌肉疼痛、麻木、重着、屈伸不利等病症，脉络不通是发病的病理关键。

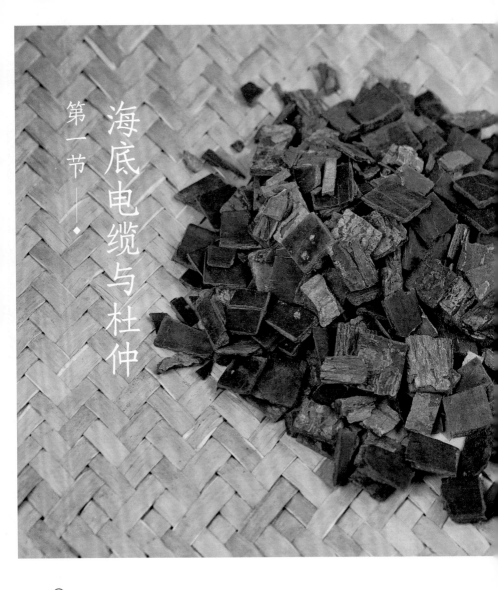

第一节 ‖ 海底电缆与杜仲

拟人本草

　　杜仲外观似是一个满面皱纹却神采奕奕的老翁，年老体不衰正是人人向往的退休状态。杜仲在人体世界中主要从事补益工作，比如过劳伤肾，一方面消解腰痛的不适，另一方面则是增强机体免疫力，所谓肾气足则百病除是也。

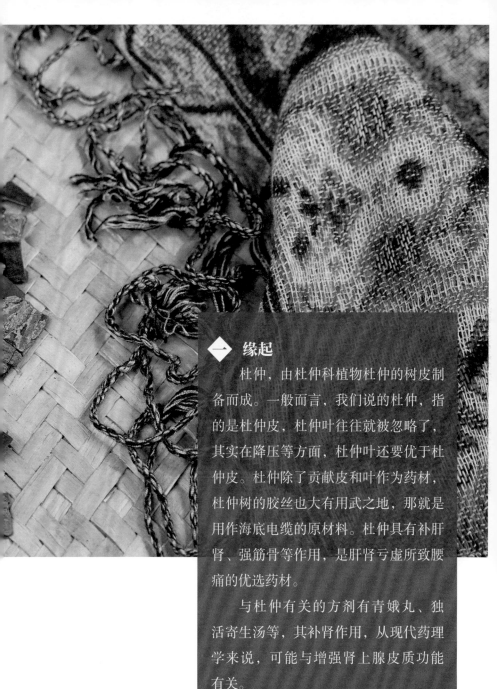

缘起

杜仲，由杜仲科植物杜仲的树皮制备而成。一般而言，我们说的杜仲，指的是杜仲皮，杜仲叶往往就被忽略了，其实在降压等方面，杜仲叶还要优于杜仲皮。杜仲除了贡献皮和叶作为药材，杜仲树的胶丝也大有用武之地，那就是用作海底电缆的原材料。杜仲具有补肝肾、强筋骨等作用，是肝肾亏虚所致腰痛的优选药材。

与杜仲有关的方剂有青娥丸、独活寄生汤等，其补肾作用，从现代药理学来说，可能与增强肾上腺皮质功能有关。

1.《本草纲目》

杜仲，古方只知滋肾，惟王好古言是肝经气分药，润肝燥，补肝虚，发昔人所未发也。盖肝主筋，肾主骨，肾充则骨强，肝充则筋健，屈伸利用，皆属于筋。杜仲色紫而润，味甘微辛，其气温平，甘温能补，微辛能润，故能入肝而补肾，子能令母实也。按庞元英《谈薮》：一少年新娶，后得脚软病，且疼甚，医作脚气治不效。路钤孙琳诊之，用杜仲一味，寸断片拆，每以一两，用半酒半水一大盏煎服，三日能行，又三日全愈。琳曰：此乃肾虚，非脚气也，杜仲能治腰膝痛，以酒行之，则为效容易矣。

2.《本草经疏》

杜仲……按《本经》所主腰脊痛，益精气，坚筋骨，脚中酸痛不欲践地者，盖腰为肾之府，《经》曰：动摇不能，肾将惫矣。又肾藏精而主骨，肝藏血而主筋，二经虚，则腰脊痛而精气乏，筋骨软而脚不能践地也。《五脏苦欲补泻》云：肾苦燥，急食辛以润之；肝苦急，急食甘以缓之。杜仲辛甘具足，正能解肝肾之所苦，而补其不足者也。强志者，肾藏志，益肾故也。除阴下痒湿，小便余沥者，祛肾家之湿热也。益肾补肝，则精血自足，故久服能轻身耐老。其主补中者，肝肾在下，脏中之阴也，阴足则中亦补矣。

三 今生

　　现代研究显示杜仲不同部位（皮、叶、花、种子等）包含多种化学成分，包括木脂素类、环烯醚萜类、酚酸类、黄酮类、萜类和甾体类、多糖类等成分，根据目前已有的报道，杜仲中共分离得到205种化合物。

　　学者在临床研究中发现杜仲补腰丸可通过抑制NF-κB信号通路的活化，上调白介素-10水平和下调白介素-1、肿瘤坏死因子-α等的水平的表达，抑制腰椎间盘突出症患者异常的炎症免疫反应，减轻腰部疼痛，改善生活质量。

　　此外，现代药理学研究表明，杜仲还具有降血压、抗菌、抗病毒、抗衰老、抗氧化、抗肿瘤、抗疲劳和调节免疫功能的功效，并具有补益肝肾、强筋壮骨及安胎等药效。

四 对话杜仲

小　卫：杜仲适合哪一种类型的腰痛呢？

杜　仲：肾虚型的腰痛最为适合，如产后腰痛、腰肌劳损、腰椎退行性病变等，辨证为肾虚者皆可以使用。

小　卫：杜仲有没有毒副作用？

杜　仲：本品无毒，杜仲叶还是药食同源类。不过，阴虚火旺人群慎用。

小　卫：杜仲叶和杜仲皮有什么差别？

杜　仲：两者药理作用大致相似。

小　卫：杜仲还有其他用途吗？

杜　仲：本品具有"补肝肾，强筋骨，安胎"之功，临床可用于腰
　　　　脊酸疼、足膝痿弱、小便余沥、阴下湿痒、胎漏欲堕、胎
　　　　动不安、高血压。

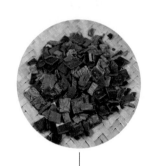

五

用法指引

🌿 1. 杜仲煨猪肾
　　杜仲10克，猪肾1个。先把猪肾剖开，去筋
膜，洗净，用花椒、盐腌制；杜仲研末，纳
入猪肾中，用荷叶包裹，煨熟后食用。本品
能够补益肝肾、强腰止痛。

🌿 2. 杜仲寄生茶
　　杜仲、桑寄生各等分。把两者共研为粗
末。每次取10克用沸水浸泡饮。本品可以
补肝肾，伴有腰膝酸痛者最为适宜。

六 趣闻

　　从前在洞庭湖畔有一群纤夫，他们由于每日弯腰拉纤，时间长了都患上了腰膝疼痛的疾病。其中一个名叫杜仲的青年纤夫，为了解决这个问题，决定上山采药为自己和同伴治疗疾病。他在途中遇到一个老翁，便向老翁求教，老翁感动于他的心地善良，便给了他一块树皮，并告诉他树皮可以治疗腰膝疼痛的症状。杜仲拿着这块树皮继续上山寻找更多同样的树皮，等到他发现这种树皮时，便拼命采摘，但是由于累得筋疲力尽，所以掉入了洞庭湖内。

　　后来人们在湖内发现了他的尸体，怀中还紧紧抱着采摘的树皮。纤夫们吃了这些树皮后，身体上的疼痛都好了。人们为了纪念杜仲的英雄作为，便把这种树皮命名为"杜仲"。

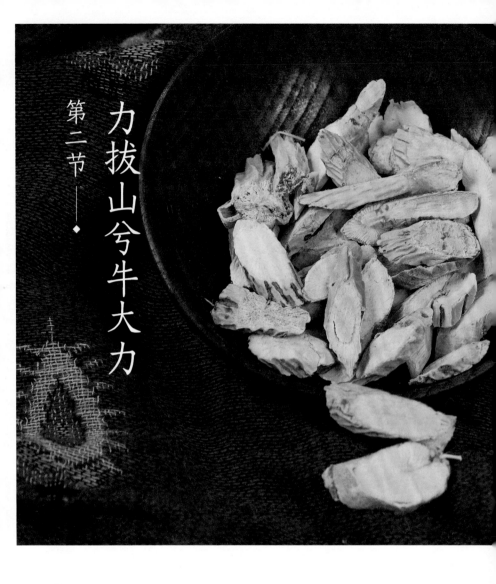

第二节

力拔山兮牛大力

拟人本草

　　牛大力宛如一个憨厚壮实的庄稼汉，一力降十会便是他的拿手好戏。牛大力在人体世界的肺脾肝肾均有涉猎，在肺是润，在脾是补，在肝肾是增强，庄稼汉的本事是精耕细作，由此提高整个机体的免疫力。

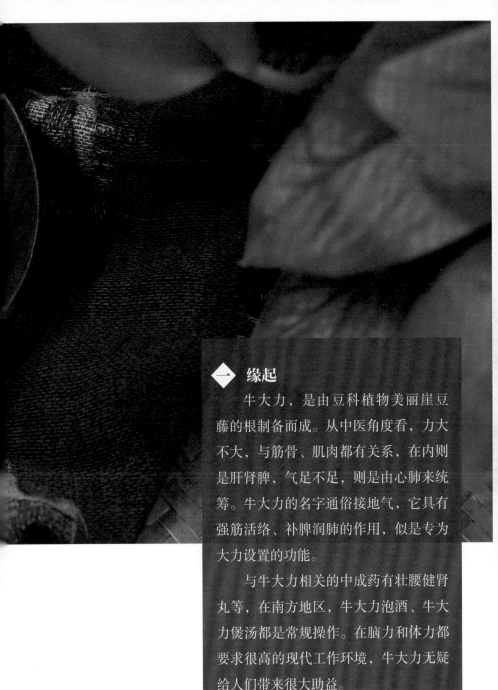

一 缘起

牛大力，是由豆科植物美丽崖豆藤的根制备而成。从中医角度看，力大不大，与筋骨、肌肉都有关系，在内则是肝肾脾，气足不足，则是由心肺来统筹。牛大力的名字通俗接地气，它具有强筋活络、补脾润肺的作用，似是专为大力设置的功能。

与牛大力相关的中成药有壮腰健肾丸等，在南方地区，牛大力泡酒、牛大力煲汤都是常规操作。在脑力和体力都要求很高的现代工作环境，牛大力无疑给人们带来很大助益。

1. 《生草药性备要》
壮筋骨，解热毒，理内伤，治跌打，浸酒滋肾。

2. 《岭南采药录》
子有红白两种，味甘，性温，无毒。止咳化痰，润肺滋肾，宜和猪精肉煎汤饮之，又和童便、姜汁、黄酒、盐水十蒸九晒，服之润颜益精。

3. 《陆川本草》
清肺止咳，清凉解毒。治咳血，痢疾，温病身热口渴，头晕。

三

今生

　　牛大力中含有苯丙素类、三萜化合物、植物甾醇、多糖类及生物碱等多种有效成分。此外，还含有一定量的亚油酸、丰富的维生素E，以及钙、镁、铁、锌、铝、钡、铜等多种元素。

　　现代药理研究表明，它具有保肝、增强免疫力、抗疲劳、祛痰、镇咳、平喘、抗氧化、抗炎及抗肿瘤等作用。现代临床主要用于治疗腰肌劳损、风湿性关节炎、肺热咳嗽、肺结核、慢性支气管炎、慢性肝炎、遗精、白带等疾病。

四 ▸ 对话牛大力

小　卫：牛大力适合哪种类型的腰痛呢？

牛大力：本品主要用在肾虚型腰痛，其他类型的腰痛也可以使用。经常和千斤拔搭配。腰肌劳损用，正好。

小　卫：牛大力有不良反应吗？

牛大力：本品药食同源，并无毒副作用。

小　卫：牛大力除了补肾治腰痛，还可以干吗？

牛大力：本品具有"补虚润肺，强筋活络"的功效，经常用于腰肌劳损、风湿性关节炎、肺热、肺虚咳嗽、肺结核、慢性支气管炎、慢性肝炎、遗精、白带。所以咳嗽的时候，也不要忘记牛大力。

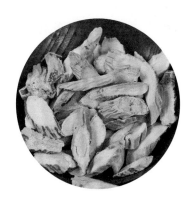

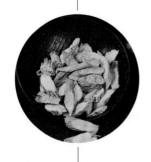

🌱 **1. 牛大力桑寄生猪脚汤** ······························

猪脚1只，桑寄生30克，牛大力30克，水10碗，盐1茶匙。猪脚斩件后用滚水煮10分钟。牛大力切碎、洗净，桑寄生浸洗干净。将所有材料放入煲内煮滚，改用文火煲3小时，下盐即成。可补益肝肾，强壮筋骨，除风湿，通经络。湿热者不建议服用。

🌱 **2. 牛大力杜仲猪骨汤** ······························

鲜牛大力100克，杜仲15克，猪骨500克，大枣（去核）8枚，调味品适量。牛大力浸洗，切段；猪骨焯水；杜仲、大枣浸洗；将全部材料放入瓦煲内，加水煲约3小时，调味即可饮用。可补肝肾，强筋骨，补脾益气。

六 趣闻

海口市琼山区甲子镇有这么一个美丽的传说。有一年，突如其来的台风席卷了这里，树木皆被摧毁，庄稼也颗粒无收，人们不得不忍饥挨饿。镇中有个善良的小哥，叫阿牛，与家中老牛相依为命。眼见老牛日渐体衰，阿牛心中悲痛，无奈只得将老牛赶出家门，希望它能在外面寻到食物，好好活下去。十几日过去了，老牛精神饱满地回来了，嘴中还叼着一截不知名的薯根。之后，阿牛随老牛外出寻找此根，发现此根充饥效果明显，还帮助村里的老人度过了饥荒。为了感谢阿牛的恩情，人们就将此根命名为"牛大力"。

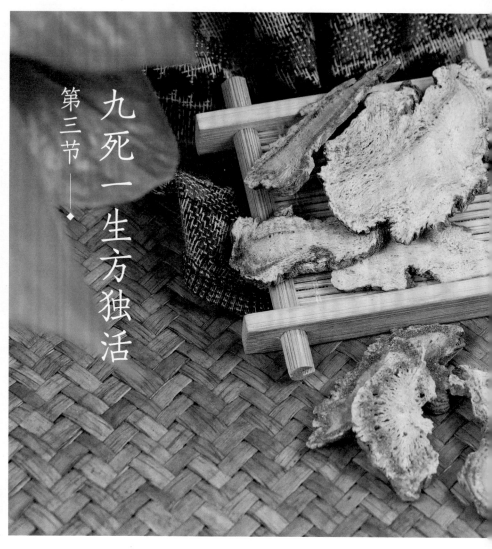

第三节——

九死一生方独活

拟人本草

　　独活的名字流露着一股"百战沙场碎铁衣"的风采。风寒暑湿燥火乃人体世界的六大天敌，其中风寒湿三者相互勾结，最喜欢在关节部位制造动乱，而独活是传说中单枪匹马就可以打破三邪联手的孤胆英雄，怎能不叫人由衷说一声"佩服佩服"。

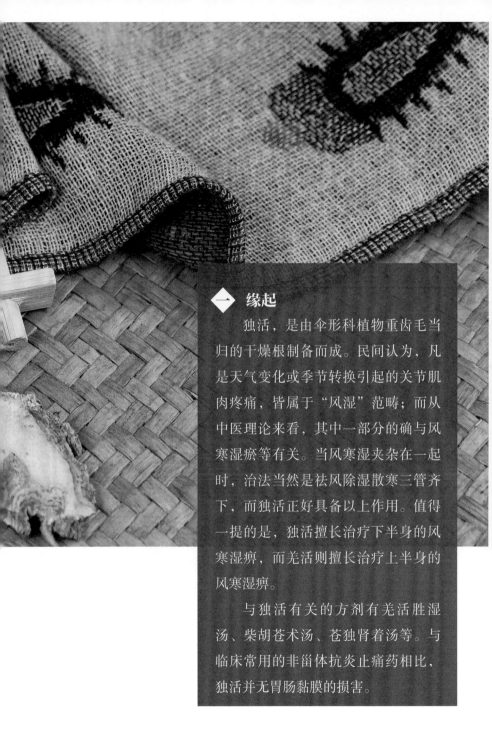

一 缘起

独活，是由伞形科植物重齿毛当归的干燥根制备而成。民间认为，凡是天气变化或季节转换引起的关节肌肉疼痛，皆属于"风湿"范畴；而从中医理论来看，其中一部分的确与风寒湿瘀等有关。当风寒湿夹杂在一起时，治法当然是祛风除湿散寒三管齐下，而独活正好具备以上作用。值得一提的是，独活擅长治疗下半身的风寒湿痹，而羌活则擅长治疗上半身的风寒湿痹。

与独活有关的方剂有羌活胜湿汤、柴胡苍术汤、苍独肾着汤等。与临床常用的非甾体抗炎止痛药相比，独活并无胃肠黏膜的损害。

🌿 1. 《本草经疏》

独活，禀天地正阳之气以生，故味苦甘，平，甄权、洁古：益之以辛，微温，无毒。气味俱薄，浮而升，阳也。足少阴引经气分之药。

🌿 2. 《本草汇言》

独活，善行血分，祛风行湿散寒之药也。凡病风之证，如头项不能屈伸，腰膝不能俯仰，或痹痛难行，麻木不用，皆风与寒之所致，暑与湿之所伤也，必用独活之苦辛而温，活动气血，祛散寒邪，故《本草》言能散脚气，化奔豚，疗疝瘕，消痈肿，治贼风百节攻痛，定少阴寒郁头疼，意在此矣。

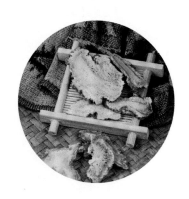

独活的主要成分为香豆素类、挥发油类，此外还有植物甾醇、有机酸、糖类等化学成分。

动物实验研究表明，独活乙醇提取物可不同程度地抑制环氧化酶-1和环氧化酶-2，且其环氧化酶-2的抑制率大于环氧化酶-1的而起到祛风湿的作用；它能降低二甲苯诱导的炎症反应，其中60%独活乙醇提取物抗炎效果最好。

现代药理研究还提示独活具有抗氧化、抗炎、抗肿瘤、抗老年痴呆等药理活性。

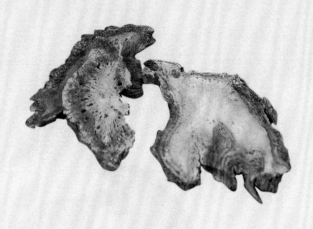

◆ 四 对话独活

小　卫：独活适合于哪一种类型的腰痛呢？

独　活：适合于寒湿型腰痛，比如腰肌劳损、坐骨神经痛等。

小　卫：独活有不良反应吗？

独　活：本品无毒，不过，阴虚血燥者慎服。

小　卫：听说独活还有一个兄弟叫羌活，是吗？

独　活：是的。二者算是亲戚，功效类似。不过羌活擅长治疗上半身
　　　　的风湿痹痛，独活则擅长治疗下半身的风湿痹痛。二者可以
　　　　联合使用。

小　卫：独活还有其他作用吗？

独　活：本品具有"祛风除湿，通痹止痛"之功，临床可用于风寒
　　　　湿痹、腰膝疼痛、少阴伏风头痛、风寒夹湿头痛。所以刮
　　　　风下雨时，你就会想起它的好。

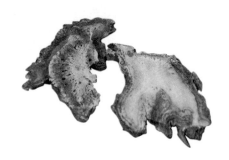

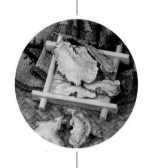

五

用法指引

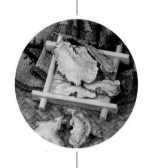

🌱 **1. 独活粥** ⋯⋯⋯⋯⋯⋯⋯⋯⋯⋯⋯⋯

独活10克，大米100克，白糖少许。将独活择净，放入锅中，加清水适量，水煎取汁，加大米煮粥，待熟时调入白糖，再煮一二沸即成。每日1剂。能祛风胜湿，散寒止痛。

🌱 **2. 独活乌豆汤** ⋯⋯⋯⋯⋯⋯⋯⋯⋯⋯

独活10克，乌豆60克，米酒适量。把备好的独活、乌豆放入清水中，文火煎至500毫升，去渣取汁，兑入米酒。每日分2次温服，坚持服用。能祛风止痛，活血通络。

相传在古蜀国，有一大王经常全身骨痛，身边虽有多位医生给他治疗，但都不见效。有个医生认为是风邪作怪，只要把风邪排出体外，病就会好。于是，他想了个办法，找来一个大房间，架起一个木桶，桶里放些草药，生火烧水，并叫大王坐到木桶里去熏蒸。不一会儿，只见满屋烟雾，大王想到桶底下的熊熊火焰，大怒道："这不是要把我蒸熟吗？"便赶紧从木桶里爬出来，把正在往锅底下放木材的医生给杀了。大王开始全国张榜寻找能给他治病的人，并承诺谁治好了赏黄金万两。前前后后共有9名医生死于大王的剑下，吓得这里的医生都不敢再给大王治病，纷纷躲到深山里。

在蜀国西部有一胡王使者，多年前曾想与蜀国互通友好，并带着他们那里的特产来到蜀国。岂料大王却以探子罪扣押，不许回国，流放到蜀国西部劳作，栽种他带来的那些特产物种。听说大王正在寻找能医治全身骨痛的医生，于是，他挖了几株自己种的植物去找大王。大王说："胡王使者，我已经杀了9个来给我治病的人！你真的能治好我的病吗？"胡王使者说："如果我治好了你的病，我不要你的黄金万两，只要给我回故乡的通关文书。"说完，胡王使者把带来的那几株草药熬水给大王喝，在试过药无毒后，大王喝了几天，全身真的不再疼痛了。

大王心情大好，把胡王使者叫来说："你可是九死一生，独活下来。我准你回故乡。"于是，大王号召蜀国西部的老百姓大量种植这种草药，并把这种草药叫作胡王使者、独摇草。后来老百姓根据胡王使者给大王治病的故事，把这药叫作独活。

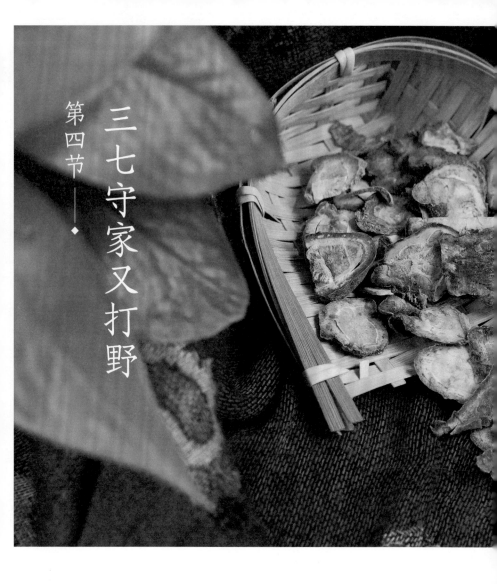

第四节 ——◆

三七守家又打野

三七宛如一个在战场的枪林弹雨中飞奔的救生员。人体世界的血道几乎通到每一个角落，然而，血虚、血瘀、出血皆可以影响正常的供血，轻则局部坏死，重则一命呜呼，三七便是集补血、活血、止血等功效于一身的血道管理工程师。

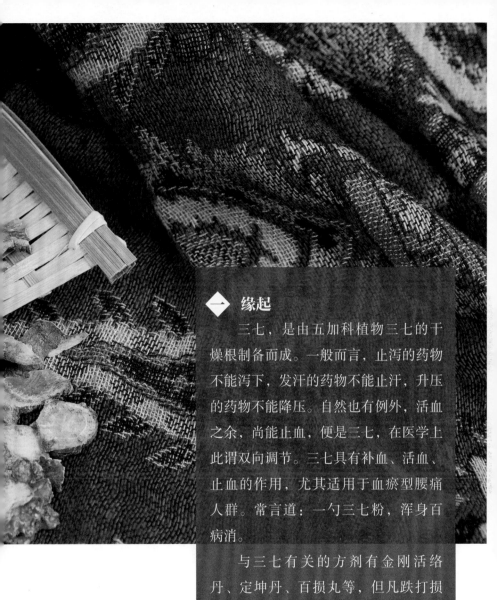

◇ 一 缘起

三七，是由五加科植物三七的干燥根制备而成。一般而言，止泻的药物不能泻下，发汗的药物不能止汗，升压的药物不能降压。自然也有例外，活血之余，尚能止血，便是三七，在医学上此谓双向调节。三七具有补血、活血、止血的作用，尤其适用于血瘀型腰痛人群。常言道：一勺三七粉，浑身百病消。

与三七有关的方剂有金刚活络丹、定坤丹、百损丸等，但凡跌打损伤，三七都是第一梯队的药物。在市场上买卖三七，讲究的是头数，也就是每500克三七中三七的个数，头数越少，便越贵重。

1.《本草纲目》

三七……止血，散血，定痛。金刃箭伤，跌扑杖疮，血出不止者，嚼烂涂，或为末掺之，其血即止。亦主吐血、衄血、下血、血痢、崩中、经水不止、产后恶血不下、血运、血痛、赤目、痛肿、虎咬、蛇伤诸病……近时始出，南人军中用为金疮要药，云有奇功。又云凡杖扑伤损，瘀血淋漓者，随即嚼烂罨之即止，青肿者即消散……产后服亦良。大抵此药气温，味甘微苦，乃阳明、厥阴血分之药，故能治一切血病，与麒麟竭、紫矿相同。

2.《医学衷中参西录》

①三七，味苦微甘，性平（诸家多言性温，然单服其末数钱，未有觉温者）。善化瘀血，又善止血妄行，为吐衄要药，病愈后不至瘀血留于经络，证变虚劳（凡用药强止其血者，恒至血瘀经络，成血痹虚劳）。兼治二便下血，女子血崩，痢疾下血鲜红（宜与鸦胆子并用）久不愈，肠中腐烂，寝成溃疡，所下之痢色紫腥臭，杂以脂膜，此乃肠烂欲穿（三七能化腐生新，是以治之）。为其善化瘀血，故又善治女子症瘕、月事不通，化瘀血而不伤新血，允为理血妙品。外用善治金疮，以其末敷伤口，立能血止疼愈。若跌打损伤，内连脏腑经络作疼痛者，外敷内服，奏效尤捷。疮疡初起肿痛者，敷之可消（当与大黄末等分，醋调敷）。②凡疮之毒在于骨者，皆可用三七托之外出也。

三 今生

三七的主要有效成分包括三七素、三七总皂苷、氨基酸、黄酮、挥发油、糖类等。

实验研究表明，三七总皂苷对急性炎症引起的毛细血管通透性升高、炎症渗出和组织水肿等炎症均有抑制作用。所以三七具有一定的抗炎作用可能与三七总皂苷升高中性粒细胞内环磷酸腺苷的水平，从而抑制氧自由基生成，减轻脂质过氧化损伤有关。并且，三七总皂苷是一种阿片肽样受体刺激剂，对热刺激性和化学物引起的疼痛有一定的镇痛作用，而且没有成瘾性。

此外，三七还具有补血、止血、活血化瘀、抗血小板聚集、保护心脑血管、降血压、降血脂、抗炎等多方面的药理作用。

四 对话三七

小 卫：三七适合哪一种类型的腰痛呢？

三 七：本品最为适合瘀血型腰痛，可以和延胡索等搭配。

小 卫：三七可以作为保健品长期使用吗？

三 七：本品无毒，但不属于药食同源类，不建议作为保健品使用，且孕妇慎用。

小 卫：三七除了可以治疗腰痛，还有其他作用吗？

三 七：有的。本品具有"散瘀止血，消肿定痛"之功，常用于咯
血、吐血、衄血、便血、崩漏、外伤出血、胸腹刺痛、跌扑
肿痛。在心血管领域中，它也是光明璀璨的老明星。

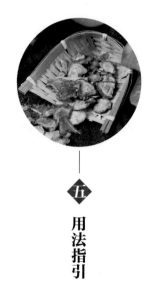

五

用法指引

✿ 1. 三七炖鸡

母鸡1只，三七10克，葱、姜、椒、盐
等调味料适量。将三七切片，母鸡洗
净，纳三七于鸡腹中，置锅内，加清水
适量，武火炖沸后，加葱、姜、椒、盐
各适量，文火炖至鸡肉烂熟。以味精
调服，每周1～2次。益气活血，化瘀止
痛。可用于血瘀腰痛。

✿ 2. 三七蹄筋汤

蹄筋200克（猪蹄筋、牛蹄筋都可以），
猪瘦肉50克，三七15克，大枣4枚。三七
泡软，敲碎成花生大小，或切片。蹄筋、
猪瘦肉切小块，焯水备用。三七、蹄筋、
猪瘦肉、大枣一同放入砂锅中，武火烧开
后撇去浮沫，转文火炖煮1～2小时至蹄筋
软烂。吃时加盐调味，饮汤吃肉。活血
定痛，强筋壮骨。可用于血瘀腰痛。

六 趣闻

传说在西南边陲的文山壮族苗族自治州的深山密林中，生长着一种"春苗如翠，秋实似火"的神草。猎手不慎坠崖骨折，他们将这种神草嚼烂敷于出血处，伤口就如漆粘物一样被封住了，出血停止，猎人居然能拄着猎枪步行回家；石匠砸伤脚掌，疼痛难忍，将神草捶烂包扎于伤处，马上止血止痛；产妇血崩，生命垂危，一把神草就将其从死神手中夺回。苗族的祖先将这种神草叫作"山漆"，其功效在民间代代相传，因"山漆"与"三七"谐音，在流传中便被记作"三七"。

清代朱东樵《三七》诗云："善走阳明与厥阴，独于血分见知音。损伤杖扑能除痛，止散肌肤更卫心。内服浊瘀膏荡涤，外敷肿毒总销沉。人参形似功堪并，甘苦兼温不换金。"

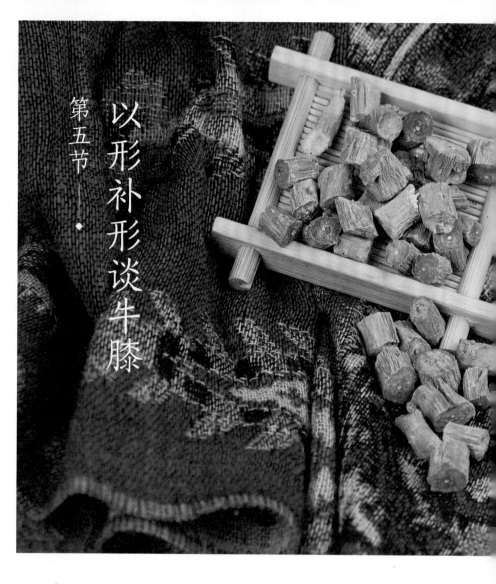

第五节 ——·

以形补形谈牛膝

拟人本草

牛膝似是一个经营有方的商贩，多数是在固定的地方做生意，有需要的时候也会远游四方。用中医的术语表达则是，能走也能补。走的意思是活血化瘀，补则是滋补肝肾。不拘一格，难怪牛膝经久不衰。

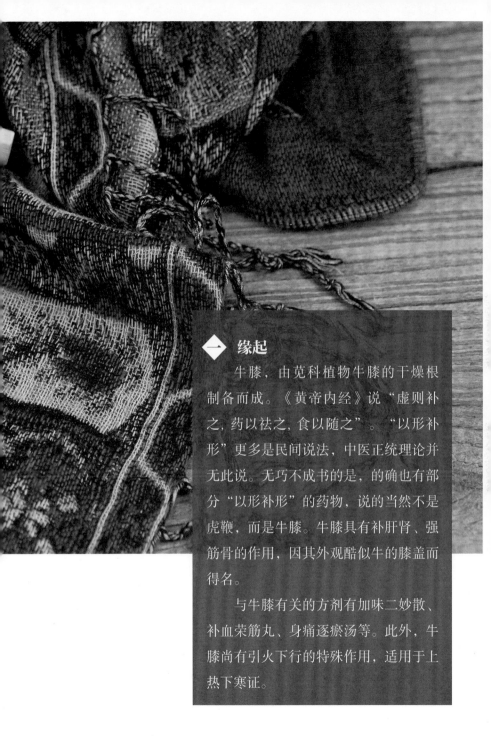

一 缘起

牛膝，由苋科植物牛膝的干燥根制备而成。《黄帝内经》说"虚则补之，药以祛之，食以随之"。"以形补形"更多是民间说法，中医正统理论并无此说。无巧不成书的是，的确也有部分"以形补形"的药物，说的当然不是虎鞭，而是牛膝。牛膝具有补肝肾、强筋骨的作用，因其外观酷似牛的膝盖而得名。

与牛膝有关的方剂有加味二妙散、补血荣筋丸、身痛逐瘀汤等。此外，牛膝尚有引火下行的特殊作用，适用于上热下寒证。

1. 《本草经疏》

牛膝……走而能补，性善下行，故入肝肾。主寒湿痿痹，四肢拘挛、膝痛不可屈伸者。肝脾肾虚，则寒湿之邪客之而成痹，及病四肢拘挛，膝痛不可屈伸。此药……性走而下行，其能逐寒湿而除痹也必矣。盖补肝则筋舒，下行则理膝，行血则痛止。逐血气，犹云能通气滞血凝也。详药性，气当作痹。伤热火烂，血焦枯之病也，血行而活，痛自止矣。入肝行血，故堕胎。伤中少气，男子阴消，老人失溺者，皆肾不足之候也。脑为髓之海，脑不满则空而痛。腰乃肾之腑，脊通髓于脑，肾虚髓少，则腰脊痛。血虚而热，则发白。虚羸劳顿，则伤绝。肝藏血，肾藏精，峻补肝肾，则血足而精满，诸证自瘳矣。血行则月水自通，血结自散。

2. 《医学衷中参西录》

牛膝……原为补益之品，而善引气血下注，是以用药欲其下行者，恒以之为引经。故善治肾虚腰疼腿疼，或膝疼不能屈伸，或腿痿不能任地。兼治女子月闭血枯，催生下胎。又善治淋疼，通利小便。此皆其力善下行之效也。然《别录》又谓其除脑中痛，时珍又谓其治口疮齿痛者何也？盖此等证，皆因其气血随火热上升所致，重用牛膝引其气血下行，并能引其浮越之火下行，是以能愈也。愚因悟得此理，用以治脑充血证，伍以赭石、龙骨、牡蛎诸重坠收敛之品，莫不随手奏效，治愈者不胜纪矣。为其性专下注，凡下焦气化不固，一切滑脱诸证皆忌之。

牛膝含有糖类、皂苷类、植物甾酮类、黄酮类等多种化学成分。三萜皂苷类是牛膝中的主要活性成分。

学者在网络药理学研究中，研究"杜仲-牛膝"药对治疗腰痛的机制，发现杜仲主要化学成分有147种，牛膝有176种。筛选去重汇总后共得到有效活性成分45种，药物靶点蛋白200种，腰痛疾病相关基因5 248个，药物与疾病共有靶点179个。分析蛋白互作网络发现白介素-8、白介素-6等可能是"杜仲-牛膝"药对治疗腰痛的关键靶点。

此外，牛膝还具有降血压、调节机体免疫功能、抗衰老、抗炎、镇痛、抗肿瘤等方面的药理作用，常用来治高血压、冠心病心绞痛、哮喘等疾病。

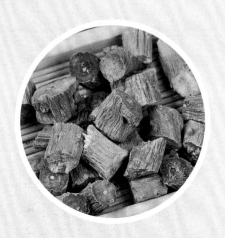

◆四◆ 对话牛膝

小　卫：牛膝适合于哪一种类型的腰痛呢？

牛　膝：本品适合于所有腰痛类型，湿热腰痛可以搭配清热利湿之品。

小　卫：牛膝有不良反应吗？

牛　膝：本品无毒。不过孕妇慎用。

小　卫：牛膝除了补肝肾、强筋骨，还有什么作用吗？

牛　膝：本品可以"逐瘀通经，补肝肾，强筋骨，利尿通淋，引血下行"，临床可用于经闭、痛经、腰膝酸痛、筋骨无力、淋证、水肿、头痛、眩晕、牙痛、口疮、吐血、衄血。

小　卫：土牛膝是你的亲戚吗？

牛　膝：自从我成名以后，很多不同类别的土牛膝来蹭热度。如果你说的是倒扣草这种土牛膝，主要是清热解毒的，与本牛膝毫无关联。

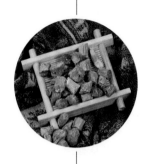

🌱 **1. 牛膝猪蹄煲**

猪蹄1具，牛膝10克，豉汁适量。制作时，先将牛膝、猪蹄分别洗净，同放入砂锅中，加豉汁，煮至猪蹄烂熟，加葱、椒及佐料调味至鲜即得。此煲有补益肝肾，祛风胜湿，舒筋活络之功。尤宜用于肝肾亏虚，风湿痹阻所致的腰膝酸痛。

🌱 **2. 牛膝凤爪煲**

鸡爪120克，牛膝10克，黄芪20克，大枣6枚，姜10克。制作时，先将牛膝洗净切段，黄芪润透切片，大枣去核切片，再将鸡爪洗净去甲尖，与牛膝、黄芪、大枣同放入砂煲中，加清水适量，并放入姜、葱、盐等调味料，先以武火烧沸，再改文火炖熬1小时即成。此煲有补养气血，健脾益肾，活血通脉，强筋壮骨之功。用于因脾肾亏虚，气血不足，络脉瘀阻所致的腰腿软弱。

六 趣闻

有位河南郎中，孤身一人跑到安徽卖药行医，日子一长，也就定居在那里了，并且收了几个徒弟。他认识一种药草，经过炮制可以强筋骨、补肝肾，郎中靠它治好了许多人。郎中心想："我年纪渐大，应该把这秘方传给一个心地善良的好徒弟。"于是，他决定轮流到他们家里住，试一下他们。

首先，他来到大徒弟家里。一开始，大徒弟以为他有很多积蓄，用心地伺候了一段时间。后来，发现他只有一个破包袱，对他就很冷淡了，最后还赶他出门。第二、第三个徒弟也是一样对他。他有点绝望了。

这时，最小的徒弟知道了。他跑来对师父说："到我家去住吧。"师父摇摇头说："我身上没有钱，白吃你的饭行吗？"小徒弟说："师徒如父子，徒弟供养师父还不该吗？"师父见他说得实心实意，就搬到小徒弟家中。小徒弟整天伺候着，就像对亲生父母一样孝顺。一天，他把小徒弟叫到面前，解开贴身的小包袱，说："这里有一种药草，它是个宝，能强筋骨、补肝肾，药到病除。我现在就传给你吧！"

后来，师父死了。小徒弟把师父安葬妥当，他就靠师父传下的秘方，成为一个有名的郎中。师父留下的药草形状很特别，茎上有棱节，很像牛的膝盖。因此，小徒弟就给它取了个名字，叫作"牛膝"。

第六章——

痛风远离酒和肉

一 痛 风

痛风是与遗传有关的长期嘌呤代谢障碍，血尿酸持续增高，导致尿酸盐结晶沉积，引起组织损伤的一组临床综合征。其主要危害是痛风性关节炎反复发作、痛风石形成引起关节破坏，丧失功能活动，严重时可造成残疾并引发肾脏损害。

年轻人的痛风越来越常见，发作的时候不仅痛到无法呼吸，长期的痛风还会破坏关节和肾脏。

引起体内尿酸增高的原因无外乎两个：尿酸生成过多或排泄减少。两者常相伴存在。尿酸的来源主要有外源性的饮食摄入嘌呤分解和内源性的体内细胞分解代谢核酸、嘌呤化合物两个途径。研究表明高尿酸血症患者只有不到10%是因尿酸生成增多所致，尿酸排泄减少是引起原发性高尿酸血症和痛风的主要原因。

所以人生真是如履薄冰，有时候已经足够小心注意饮食了，尿酸还是高高高，原来是有"内鬼"……有的人很庆幸，尿酸虽然高，但是没有关节疼痛发作，这种情况实际上也是需要治疗的，请注意。

　　"痛风"一词首见于元代朱丹溪著《格致余论》，根据其病因和临床表现，中医将痛风归属于"痹病""虎咬风""历节""白虎历节"等范畴。中医学认为，痛风的基本病机为平素脾胃虚弱，贪食膏粱厚味，脾胃运化失司，升降失常，水饮不能布散，聚于中焦成湿，日久化热，湿热蕴结，流注四肢关节，致使关节气血运行不畅，发为痛风，表现为关节急性红肿热痛。脾胃为后天之本，若亏虚，损及先天，会导致肝肾不足，四肢筋脉失养；湿热之邪痹阻关节，阻碍气血运行，日久成痰生瘀，进一步痹阻于关节处，加重病情，表现为关节反复疼痛，或形成痛风石。中医药治疗痛风具有多靶点、作用持久、副作用少、安全性高、简便验廉等优势。

　　中医学把痛风分为四型：湿热蕴结型、瘀热阻滞型、痰浊阻滞型、肝肾阴虚型。

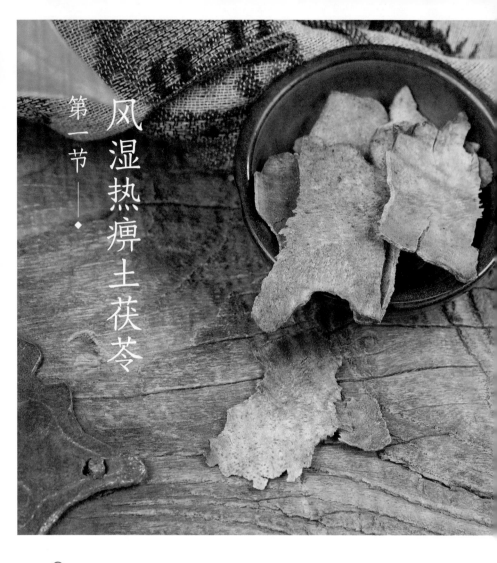

第一节 风湿热痹土茯苓

　　土茯苓宛如一个破产后东山再起的创业者。土茯苓原本是抗击梅毒的一流高手，可是花无百日红，长江后浪推前浪。心高气傲的土茯苓并没有一蹶不振，反而积极在人体世界寻找新的业务，终于在痛风界取得一席之地，焕发了事业的第二春。

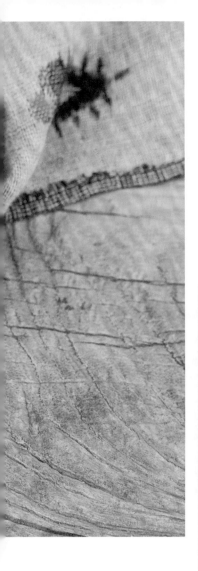

土茯苓，由百合科植物光叶菝葜的干燥根茎制备而成。茯苓是中药界的大明星，土茯苓差不多在三四线，不过，二者均具有除湿的作用。在明朝，土茯苓与生丝和瓷器一样，出口到世界各国，用于治疗"杨梅疮"，也就是梅毒。后来青霉素出现，时代落幕，土茯苓也就退居幕后。土茯苓具有清热利湿、通利关节的作用，适合湿热型的痛风性关节炎急性发作。

与土茯苓有关的中成药有妙济丸、痛风定胶囊等。"野百合也有春天"，土茯苓未必不如茯苓，起码在痛风领域。

前世

1. 汪机

病杨梅毒疮，药用轻粉，愈而复发，久则肢体拘挛，变为痈漏，延绵岁月，竟致废笃。惟锉土萆薢三两，或加皂荚、牵牛各一钱，水六碗，煎三碗，分三服，不数剂多瘥。盖此疾始由毒气干于阳明而发，加以轻粉燥烈，久而水衰，肝挟相火，来凌脾土，土属湿，主肌肉，湿热郁蓄于肌腠，故发为痈肿，甚则拘挛，《内经》所谓湿气害人皮肉筋骨是也。土萆薢甘淡而平，能去脾湿，湿去则营卫从而筋脉柔，肌肉实而拘挛痈漏愈矣。初病服之不效者，火盛而湿未郁也。此药长于去湿，不能去热，病久则热衰气耗而湿郁为多故也。

2. 《本草正义》

土茯苓……利湿去热，故能入络，搜剔湿热之蕴毒。其解水银、轻粉毒者，彼以升提收毒上行，而此以渗利下导为务，故为专治杨梅毒疮，深入百络，关节疼痛，甚至腐烂，又毒火上行，咽喉痛溃，一切恶症。

今生

土茯苓的主要化学成分有黄酮类、黄酮苷类、生物碱类、皂苷类、多糖类、挥发油类、苯丙素类、甾醇类、有机酸类、鞣质、蛋白质以及少量无机元素等。其中落新妇苷作为黄酮苷类的主要成分，其含量高，具有显著的生物学效应。

学者在网络药理学研究中，发现"萆薢-土茯苓"药对的有效成分总共84种，筛选后获得有效成分17种、基因靶点180个。确定痛风性关节炎的疾病靶点600个，二者共同靶点基因58个。基因本体富集分析确定了1 399个条目（$P<0.05$），其中生物过程主要包括生物刺激、生物调节、细胞代谢等。

此外，土茯苓还具有解毒利湿、祛风止痛、抗炎抑菌、抗肿瘤、抗氧化、免疫抑制等药理作用，有良好的药用价值。此外，土茯苓因其营养成分丰富、毒副作用小、经济价值高等特点，被广泛应用于疾病防治、食品、养殖、护肤品等多个领域，具有良好的应用前景。

◆四◆ 对话土茯苓

小　卫：土茯苓适合于哪一种痛风呢？

土茯苓：本品适合湿热型的急性痛风性关节炎发作，常与萆薢同用。

小　卫：土茯苓有副作用吗？

土茯苓：本品无毒，不过，肝肾阴虚人群慎用。

小　卫：土茯苓除了治疗痛风，还能干其他活吗？

土茯苓：本品目前还常用在皮肤病领域、抗感染领域等，具有"解毒，除湿，通利关节"之功，比如用于湿热淋浊、带下、痈肿、瘰疬、疥癣。古代用土茯苓治疗梅毒，不过，现代则多作为辅助治疗。

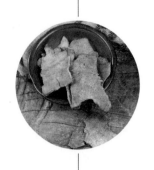

五

用法指引

🌿 1. 土茯苓粥 ⸺⸺⸺⸺⸺⸺⸺⸺⸺⸺⸺⸺⸺⸺

土茯苓30克，生薏苡仁30克，粳米50克。先
用粳米、生薏苡仁煮粥，再加入土茯苓（碾
粉）混煮至沸。适用于痛风性关节炎防治。

🌿 2. 土茯苓猪脊汤 ⸺⸺⸺⸺⸺⸺⸺⸺⸺⸺⸺⸺⸺

猪脊骨500克，土茯苓50克。猪脊骨加水煨
汤，煎成1 000毫升左右，取出猪骨，撇去汤
上浮油。土茯苓切片，以纱布袋装好，放入
猪骨汤内，煮至600毫升左右即可。每日饮
1剂，可分2～3次饮完。功能清利湿热，适合
于痛风和湿疹。

◆六 趣闻

相传大禹曾率领部下在现在的山东西南部山区疏导积水。有一天深夜，大雨骤降，天亮仍然没有要停的意思，大禹和众部下只能在棚子里熬着。大雨下了几天几夜，大禹和部下所处的大山变成一座孤岛。人们几天没有吃饭了，肚子饿得咕咕直叫。

正在此时，大禹看到满山的土茯苓，绿油油的叶子在阳光下闪动，被水冲出的块茎颇显肥厚。大禹将了一把土茯苓叶子说："我先尝尝这些叶子能不能吃。"随即便把叶子填进嘴里，皱着眉头咽了下去。等了片刻，身体没有不适，肚子也不饿了，他大声对大家说："弟兄们，吃这些叶子啊。"众人一听，纷纷把土茯苓叶子往嘴里填。

大禹又招呼大家帮伙头挖沙土里的块茎，伙头用铜锅煮叶子和块茎，人们又能一天吃上两顿饭了。大家吃了几天土茯苓的叶子和块茎，保住了生命，有些人的肠胃病也被治好了。围困大山的洪水退去，大禹派人运来了粮食，他们又可以继续疏导积水了。人们得知救命的植物叫土茯苓，为了不忘大禹冒着生命危险亲尝土茯苓，遂给它起名叫禹余粮。为了避免和另一味叫禹余粮的中药（褐铁矿）撞名，土茯苓也被称为草禹余粮。

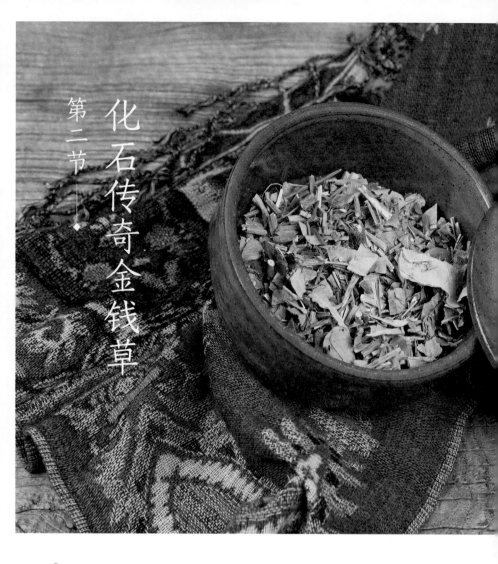

第二节——

化石传奇金钱草

　　金钱草宛如最顶尖的挖矿工人，尤其擅长打石头。人体世界经年累月后，肝、胆、肾、膀胱等都容易出现结石，钙盐沉积、尿酸沉积、胆固醇沉积等皆有可能。石头卡压在人体，有时候导致疼痛，有时候则是堵塞。金钱草负责人体世界的打石业务，术业有专攻也。

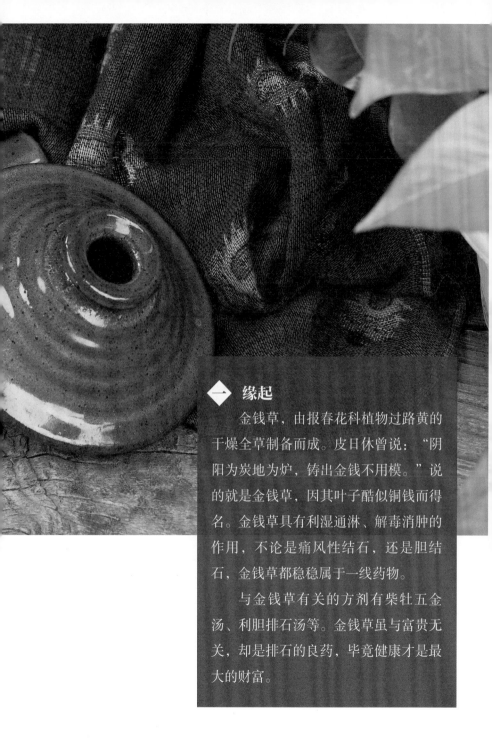

金钱草，由报春花科植物过路黄的干燥全草制备而成。皮日休曾说："阴阳为炭地为炉，铸出金钱不用模。"说的就是金钱草，因其叶子酷似铜钱而得名。金钱草具有利湿通淋、解毒消肿的作用，不论是痛风性结石，还是胆结石，金钱草都稳稳属于一线药物。

与金钱草有关的方剂有柴牡五金汤、利胆排石汤等。金钱草虽与富贵无关，却是排石的良药，毕竟健康才是最大的财富。

二
前世

行气，活血，消积聚。治小儿疳积，肾及膀胱结石，咳嗽，乳痈。

2. 《广东中药》

平肝火，利水，通淋，清湿热。治肾结石，睾丸炎，吐血，肝热黄疸，痰火核，肺燥。

3. 《广西中药志》

清虚热，降火。治砂淋。

三
今生

广金钱草中分离得到黄酮类、生物碱类、萜类、甾醇类、酚酸类、挥发油等化学成分。

一方面，金钱草可使人体多余的尿酸通过小便排出；另一方面，金钱草还有抗炎的功效，能减少炎症发生的机会。有研究指出，黄酮类是金钱草抗痛风的活性组分，而金钱草水提物对高尿酸血症小鼠具有显著降低尿酸水平的作用。

此外，金钱草还具有防治草酸钙结石形成、促进输尿管蠕动和增加尿量、抗炎及增加冠脉血流量、保肝利胆、免疫调节等作用。

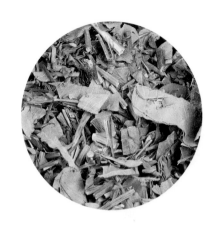

◈四　对话金钱草

小　卫：金钱草适合于哪一种类型的痛风呢？

金钱草：本品适合于痛风性关节炎急性期抗炎和缓解期降低尿酸。
　　　　常常与车前草搭配使用。

小　卫：金钱草有不良反应吗？

金钱草：本品无毒，不过偏于苦寒，脾胃虚寒者需要慎用。

小　卫：用金钱草就可以化去结石，不用手术了吗？

金钱草：不是的，保守治疗不能治好的胆结石、尿结石，个别仍需
　　　　要手术。

小　卫：金钱草还有其他用途吗？

金钱草：本品具有"利湿退黄，利尿通淋，解毒消肿"之功，临床
　　　　可用于湿热黄疸、胆胀胁痛、石淋、热淋、小便涩痛、痈
　　　　肿疔疮、蛇虫咬伤。

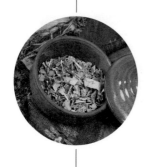

🌱 1. 金钱草山楂叶茶 ┄┄┄┄┄┄┄┄┄┄┄┄┄┄┄┄

金钱草60克，山楂叶15克。一起煮水或者泡
水，每天早晚坚持喝2次，建议配合大量饮
水。适合于辅助降尿酸。

🌱 2. 金钱草瘦肉汤 ┄┄┄┄┄┄┄┄┄┄┄┄┄┄┄┄┄┄

猪瘦肉300克，金钱草20克，玉米须10克，鸡
内金10克，蜜枣2粒。金钱草、玉米须、鸡内
金稍加清洗；猪瘦肉洗净、切块、焯水；所
有材料加入汤煲中，加入1 500～2 000毫升清
水，先武火煲15分钟，改文火煲45分钟，加
盐调味。适合于痛风防治。

六 趣闻

从前，有一对年轻夫妇，日子过得挺美满。谁知好景不长，一天，丈夫突然肋下疼痛，好像刀绞针刺一般，没过几天，竟活生生地疼死了。妻子哭得死去活来，非得请医生查明丈夫的死因。医生根据发病的部位，剖腹一查，发现胆里有一块小石头。妻子拿着这块石头，伤心地说："就这么一块石头，真是害人不浅！"她用红绿丝线织成一个小网兜，把石头放在里面，挂在脖子下。就这样，一直挂了好多年。

有一年秋天，她上山砍草，砍完一大捆，抱着下山。等她回到家里时，忽然发现挂在胸前的那块石头已经化去了一半。她十分奇怪，逢人便讲。后来，这事被一位医生听见，就找上门来对她说："你那天砍的草里，准有一种能化石头的药草，你带我上山找找那种草吧。"

结果，终于找到了那种能化石的草。医生高兴地说："胆石症有救啦。"因为这种草的叶子是圆形的，很像金钱，而且它能化开胆里的石头，都说它比金钱还贵重，所以医生就叫它"金钱草"。

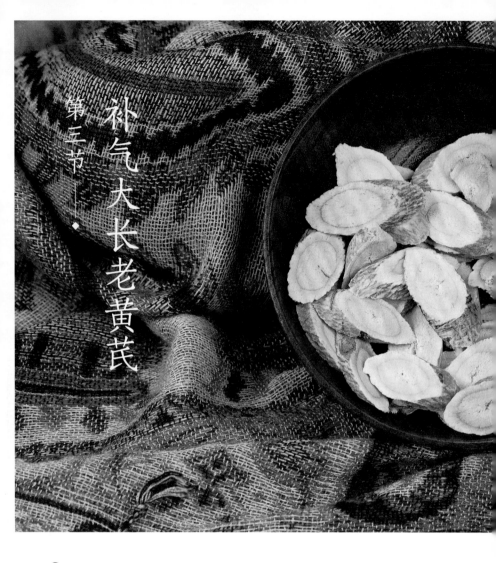

第三节

补气大长老黄芪

　　黄芪宛若户部尚书，民生安稳、各地赈灾、军费支出，都少不了他。黄芪在人体世界具有超然的地位，五脏六腑的异常，黄芪或为主力，或为辅佐，多有用武之地。一时一日为众人认可不算厉害，难得的是数千年以来，黄芪仍然是难以超越的存在。

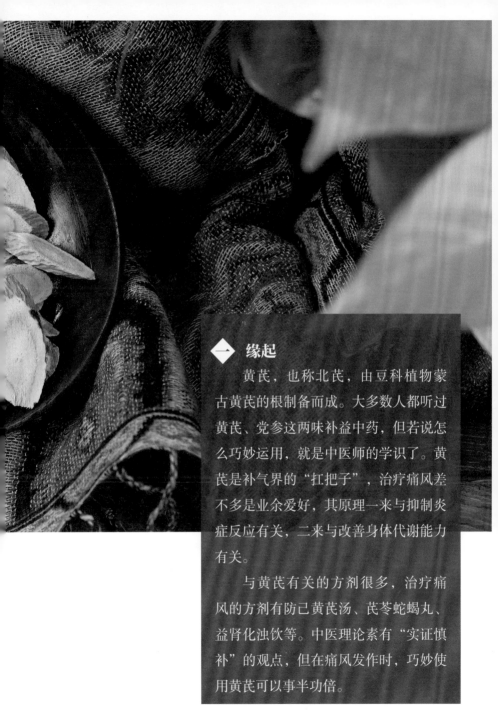

◆ 缘起

黄芪，也称北芪，由豆科植物蒙古黄芪的根制备而成。大多数人都听过黄芪、党参这两味补益中药，但若说怎么巧妙运用，就是中医师的学识了。黄芪是补气界的"扛把子"，治疗痛风差不多是业余爱好，其原理一来与抑制炎症反应有关，二来与改善身体代谢能力有关。

与黄芪有关的方剂很多，治疗痛风的方剂有防己黄芪汤、芪苓蛇蝎丸、益肾化浊饮等。中医理论素有"实证慎补"的观点，但在痛风发作时，巧妙使用黄芪可以事半功倍。

1. 《本草汇言》

黄耆，补肺健脾，实卫敛汗，驱风运毒之药也。故阳虚之人，自汗频来，乃表虚而腠理不密也，黄耆可以实卫而敛汗；伤寒之证，行发表而邪汗不出，乃里虚而正气内乏也，黄耆可以济津以助汗；贼风之疴，偏中血脉，而手足不随者，黄耆可以荣筋骨；痈疡之证，脓血内溃，阳气虚而不愈者，黄耆可以生肌肉；又阴疮不能起发，阳气虚而不溃者，黄耆可以托脓毒。

2. 《得配本草》

黄耆补气，而气有内外之分。气之卫于脉外者，在内之卫气也；气之行于肌表者，在外之卫气也。肌表之气，补宜黄耆；五内之气，补宜人参。若内气虚乏，用黄耆升提于表，外气日见有余，而内气愈使不足，久之血无所摄，营气亦觉消散，虚损之所以由补而成也。故内外虚气之治，各有其道。

3. 《本草求真》

黄耆……入肺补气，入表实卫，为补气诸药之最，是以有耆之称……与人参比较，则参气味甘平，阳兼有阴；耆则秉性纯阳，而阴气绝少。盖一宜于中虚，而泄泻、痞满、倦怠可除；一更宜于表虚，而自汗亡阳、溃疡不起可治。且一宜于水亏而气不得宣发，一更宜于火衰而气不得上达之为异耳。

三

今生

　　黄芪的主要化学成分包括多糖、皂苷类、黄酮类及氨基酸、微量元素、甾醇类物质等，黄芪多糖和黄芪甲苷都是其中重要的有效成分。

　　动物实验研究表明，黄芪甲苷能明显抑制尿酸钠诱导的大鼠急性痛风性关节炎。

　　黄芪的现代药理作用包括抗肿瘤、保护心脑血管、提高免疫功能、保护肺功能、保护肾组织、保护肝损伤、保护肠功能、调节血压、抗衰老、防治骨质疏松症、抗氧化应激、保护腹膜、抗辐射、保护视网膜神经节细胞、提高胰岛素的敏感性及防治糖尿病的血管并发症等方面。

◆ 四　对话黄芪

小　卫：黄芪适合哪一种类型的痛风呢？

黄　芪：本品适合脾虚湿阻型痛风，无论急性发作，还是缓解期，均可应用。在痛风领域，经常和防己搭配干活。

小　卫：黄芪作为著名角色，没有毒副作用吧？

黄　芪：本品无毒，属于上品，可以长期使用。

小　卫：还有一个红芪，它和黄芪是什么关系呀？是颜色不一样吗？

黄　芪：红芪和黄芪的药源植物同科异属，算是亲兄弟。目前认为，红芪与黄芪补气功效相似，但红芪在增强免疫力、清除自由基活性、抗肝纤维化等方面要优于黄芪。

小　卫：黄芪该不会只能用于痛风吧？

黄　芪：本品神通广大，具有"补气固表，托毒排脓，利尿，生肌"之功，在肺系疾病、肾脏疾病、免疫疾病、心血管疾病、神经疾病、消化疾病等几乎所有领域都有它的身影，比如气虚乏力、久泻脱肛、自汗、水肿、子宫脱垂、慢性肾炎蛋白尿、糖尿病、疮口久不愈合。黄芪简直是宝藏。

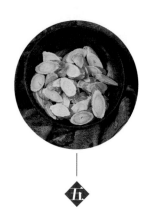

五
用法指引

🌿 1. 黄芪百合大枣茶
黄芪10克，大枣3枚，百合5克。将大枣用温水泡发，取出枣肉，将黄芪和枣肉、百合一起放入沸水中，浸泡10多分钟就大功告成。适合于痛风的防治。

🌿 2. 防己黄芪汤
防己12克，黄芪15克，甘草（炒）6克，白术9克。作汤剂，加生姜、大枣，水煎服。适合于气虚痰湿型痛风的防治。

六 趣闻

相传古时有一位老中医，姓戴名糁，善针灸术，为人厚道，待人谦和，一生乐于救助他人，一次因救坠崖儿童而死。老人形瘦，面色淡黄，后人称他为"黄耆"，意为面黄肌瘦的老者。老人去世后，其墓旁生长出一种草，人们便称之为"黄耆"，乃老人化身为草也。

黄芪入药始载于《神农本草经》，古人写作"黄耆"，而李时珍在《本草纲目》中则是这样解释它的名字的："耆，长也，黄耆色黄，为补药之长，故名。"

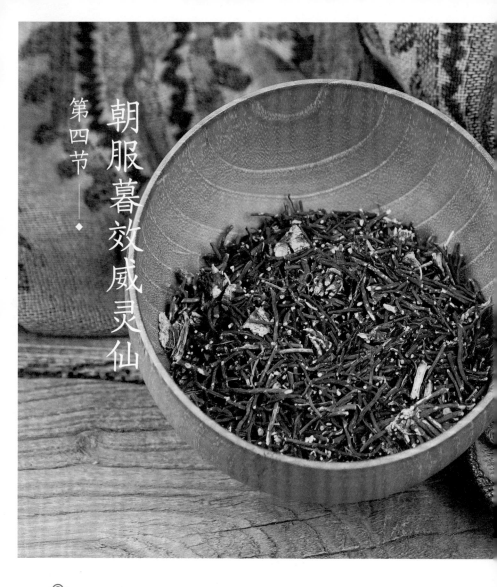

第四节 ——

朝服暮效威灵仙

拟人本草

　　威灵仙似一个"高富帅"，平时最喜欢四处走动，若有不平事，纵酒挥刀见。人体世界的关节筋骨，最容易遭受风湿邪气的光顾，缠绵日久乃至出现关节畸形变化。威灵仙有祛风湿、通经络之能，且不管寒热，他都能除之。

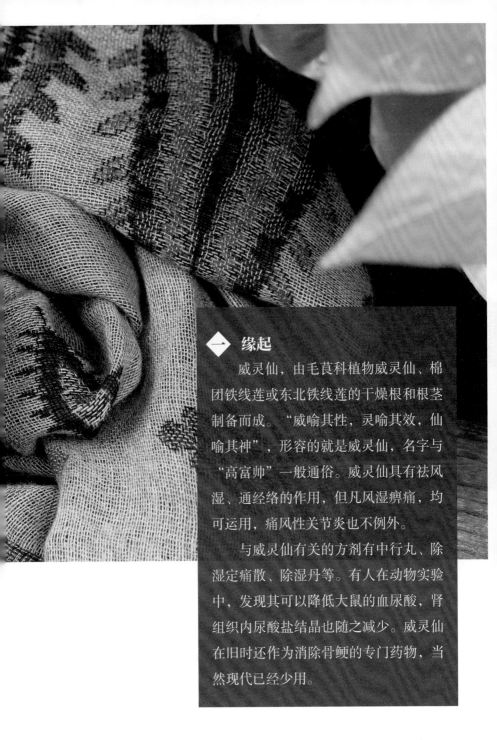

一 缘起

威灵仙，由毛茛科植物威灵仙、棉团铁线莲或东北铁线莲的干燥根和根茎制备而成。"威喻其性，灵喻其效，仙喻其神"，形容的就是威灵仙，名字与"高富帅"一般通俗。威灵仙具有祛风湿、通经络的作用，但凡风湿痹痛，均可运用，痛风性关节炎也不例外。

与威灵仙有关的方剂有中行丸、除湿定痛散、除湿丹等。有人在动物实验中，发现其可以降低大鼠的血尿酸，肾组织内尿酸盐结晶也随之减少。威灵仙在旧时还作为消除骨鲠的专门药物，当然现代已经少用。

1.《本草经疏》

威灵仙……主诸风，而为风药之宣导善走者也。腹内冷滞，多由于寒湿；心膈痰水，乃饮停于上、中二焦也。风能胜湿，湿病喜燥，故主之也。膀胱宿脓恶水，靡不由湿所成；腰膝冷疼，亦缘湿流下部侵筋致之。祛风除湿，病随去矣。其曰久积症瘕、痃癖、气块及折伤，则病于血分者多，气分者少，而又未必皆由于湿，施之恐亦无当，取节焉可也。

2.《药品化义》

灵仙……性猛急，盖走而不守，宣通十二经脉。主治风、湿、痰壅滞经络中，致成痛风走注，骨节疼痛，或肿，或麻木。风胜者，患在上；湿胜者，患在下。二者郁遏之久，化为血热，血热为本，而痰则为标矣，以此疏通经络，则血滞痰阻，无不立豁。若中风手足不遂，以此佐他药宣行气道。酒拌，治两臂痛。因其力猛，亦能软骨，以此同芎、归、龟甲、血余治临产交骨不开，验如影响。

威灵仙的主要化学成分有皂苷类、黄酮类、木脂素类。此外，还有三萜类、生物碱类、挥发油类、葡萄糖基萘类、大环糖苷类、酚苷类、有机酸类和甾醇类等化学成分。

现代药理研究中，威灵仙不仅具有较强的抗炎、镇痛作用，还具有抗肿瘤、降胆固醇和抗疟疾等作用。

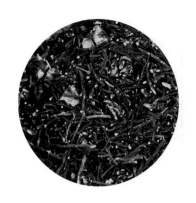

四　对话威灵仙

小　卫：威灵仙适合于哪一种类型的痛风呢？

威灵仙：本品适合痛风的急性期或缓解期，湿热、瘀热、痰浊都可以使用。

小　卫：威灵仙有副作用吗？

威灵仙：本品无毒，不过性善走窜，久服易伤正气，气血虚弱、无风寒湿邪者慎服。

小　卫：听说威灵仙可以消除鱼骨鲠阻在咽喉，是吗？

威灵仙：古代的确有这种用法，不过，现代已经少用，还是到耳鼻喉科使用工具处理最安全可靠。

小　卫：威灵仙还有其他用途吗？

威灵仙：本品的主要功效是"祛风湿，通经络"，临床可用于风湿痹痛、肢体麻木、筋脉拘挛、屈伸不利。

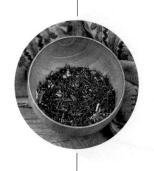

五 用法指引

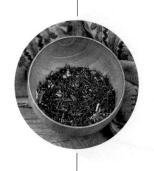 1. 灵仙百合茶 ————————————————

　　白茅根60克，百合30克，威灵仙30克。分上、下午2次开水泡茶饮。能降低尿酸，止痛。

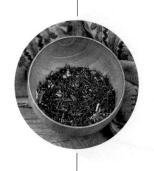 2. 灵仙牛膝茶 ————————————————

　　威灵仙、牛膝各10克，车前草5克，砂糖适量。将威灵仙、牛膝、车前草洗净，放入茶杯。置锅于火上，倒入600毫升水，烧开。用开水冲泡威灵仙、牛膝、车前草，加盖闷10分钟即可。具有祛风除湿、活络通经、利尿通淋的作用，适合痛风患者饮用，有利于体内尿酸从小便排出。

◆ 六　趣闻

　　从前，江南有座威灵寺，寺里有个老和尚专门用一种草药为人们治疗风湿和骨刺卡喉。老和尚总想着法儿多骗些钱，每逢有人来看病，他并不是直接把药草拿出来给病人，而是大摆迷魂阵。他先让病人求神拜佛，烧上三炷香，然后把香灰倒在一碗水里（其实是熬好的草药汤），再让病人喝下去。由于病人喝了香灰水后，病就好了，老和尚因此敛了不少钱物。

　　老和尚身边有一个小徒弟，他长期跟在老和尚身边，对老和尚的那套鬼把戏一清二楚。小徒弟工作十分辛苦，除制药外，还得上山砍柴，烧水做饭，打扫庭院。虽然这样，老和尚还是经常打骂虐待他。小徒弟气愤难当，他就在煎药时，故意换上根本不治病的野草，使老和尚的药失灵。凑巧，当天就有个猎人带儿子来求佛看病，说兽骨卡在儿子的喉咙里出不来。老和尚和往常一样，把香灰倒在备好的汤药碗里，叫小孩喝下，结果这次药不灵了，骨刺依然卡在喉咙里。猎人无奈，只好失望地领着孩子走了。小徒弟悄悄地从后门追上猎人说："佛爷不灵，喝这草药吧。"孩子喝了草药后，病就好了。从此从后门找小徒弟看病的人越来越多。

　　后来，老和尚知道是小徒弟捣的鬼后，气得一命归西。老和尚死后，小徒弟就成了威灵寺的住持。他在寺院周围大量种植这种药草，给人治病，分文不收。后来人们就把这种药叫"威灵仙"。

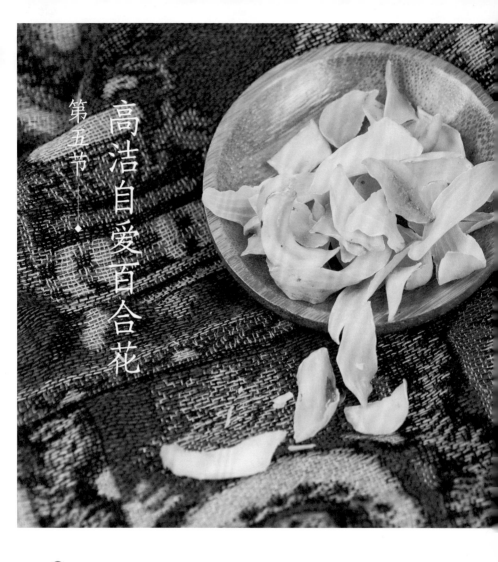

第五节

高洁自爱百合花

百合好似一个倾国倾城的美女，冰清玉洁，受万人敬仰。在人体世界中，百合不单可以改善机体的容貌，还能让机体睡眠质量提高，阴虚咳嗽发作时，又能和川贝母一起润肺止咳。岂止于此，百合因为不喜欢人体大量摄入内脏，导致尿酸高、痛风发，于是激发了抵制痛风的技能。

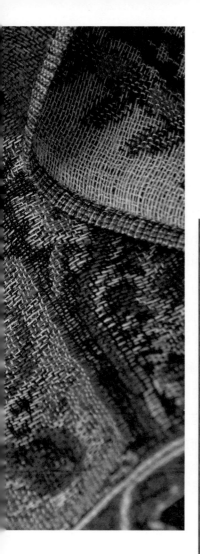

 缘起

百合，由百合科植物卷丹、百合或细叶百合的干燥肉质鳞叶制备而成。百合花在天主教中是圣母玛利亚的象征，而梵蒂冈则以之为国花，它代表着纯情天真、高贵典雅，观赏价值不言而喻。中华民族则保持了一贯的务实作风，赏花之余，还在研究如何做菜用药。百合具有养阴润肺、清心宁神等作用，比如妈妈的莲子百合银耳汤，美味也养颜；百合固金汤、百合地黄汤等都是中医名方。

百合之所以能治疗痛风，主要是因为含有秋水仙碱，而秋水仙碱正是痛风性关节炎的常用抗炎药物。谁能想得到，百合好看，也好吃，还能作为药材，最后还超越了传统中医，与痛风也挂上了钩。

1. 《本草经疏》

百合……主邪气腹胀。所谓邪气者，即邪热也。邪热在腹，故腹胀，清其邪热则胀消矣。解利心家之邪热，则心痛自瘳。肾主二便，肾与大肠二经有热邪则不通利，清二经之邪热，则大小便自利。甘能补中，热清则气生，故补中益气。清热利小便，故除浮肿胪胀、痞满寒热、通身疼痛。乳难，足阳明热也；喉痹者，手少阳三焦、手少阴心家热也；涕泪，肺肝热也。清阳明、三焦、心部之热，则上来诸病自除。

2. 《本草述》

百合之功，在益气而兼之利气，在养正而更能去邪，故李氏谓其为渗利和中之美药也。如伤寒百合病，《要略》言其行住坐卧皆不能定，如有神灵，此可想见其邪正相干，乱于胸中之故，而此味用之以为主治者，其义可思也。

二
今生

百合中含有百合甾体皂苷、百合多糖、生物碱类等活性成分，还含有磷脂类、蛋白质、维生素和微量元素等营养物质。

学者在临床研究中，观察隔百合冰片饼灸治疗痛风性关节炎与口服苯溴马隆治疗的临床疗效，两组患者治疗均有效，且在血尿酸、尿尿酸、血沉等方面均有明显下降，提示隔百合冰片饼灸治疗痛风性关节炎的疗效与西药相似。

此外，百合还具有广泛的药理作用，如止咳祛痰、镇静催眠、免疫调节、抗肿瘤、抗氧化、抗炎、抗应激损伤、抗抑郁、降血糖及抑菌等。现代临床可用于治疗阴虚燥咳、劳嗽咯血、阴虚有热之心悸失眠及百合病心肺阴虚内热证等。

◆四◆ 对话百合

小　卫：百合适合于治疗哪一种痛风？

百　合：本品适合于治疗痛风的急性期和缓解期，常与车前子等搭配使用。

小　卫：百合长期服用有副作用吗？

百　合：本品属药食同源类，无毒害。不过，风寒咳嗽及中寒便溏者慎用。

小　卫：果然是"野百合也有春天"，百合还有其他作用吗？

百　合：本品具有"养阴润肺，清心安神"之功，临床可用于阴虚燥咳、劳嗽咯血、虚烦惊悸、失眠多梦、精神恍惚。

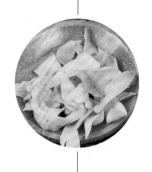

五

用法指引

🌿 **1. 百合南瓜** ···

南瓜100克，鲜百合50克，葱花适量。取南瓜根部1块，薄薄地削掉一层外皮，切成厚片。将南瓜片沿盘子外沿摆好。鲜百合取最新鲜的部分掰成片，洗净沥干，放在南瓜上面。锅置火上，加适量水，武火烧开，放入装有南瓜的盘子，隔水蒸10~20分钟，取出，撒适量葱花即可。尤其适合痛风伴肥胖的人群。

🌿 **2. 百合薏苡仁粥** ·································

干百合20克，薏苡仁35克，大米25克，冰糖少量。把薏苡仁淘洗干净，用温水浸泡1.5小时左右，捞出沥干水分备用。把大米也淘洗干净备用。百合洗净，浸泡20分钟左右，沥干水分备用。生火上锅，加入适量清水，武火烧开，放入备好的薏苡仁，用武火烧开之后转文火，熬制15分钟后，加入备好的大米继续熬制，再煮25分钟后，加入百合继续煮。等锅中食物全都烂熟到黏稠状态，加入少量冰糖调味即可。适合于痛风的防治。

六 趣闻

百合花是古法国王室权力的象征。传说，百合花是上帝在法兰克王国第一个国王克洛维洗礼时送给他的礼物。后来，法兰克王国分裂，西法兰克王国发展为法国。从12世纪始，法国将百合花作为国家的标志。1376年，法国国王查理五世把国徽图案上的百合花改为三片花瓣，其意为圣父、圣子和圣灵三位一体。

野百合花是智利人民独立、自由的象征。传说，古代的百合花只有蓝色和白色两种，直到16世纪，才有红色的百合花，因为那是民族英雄的鲜血染成的。民族英雄劳塔罗和他的战士们为了反抗西班牙殖民主义者而英勇战斗，后因叛徒出卖，劳塔罗和3万多名自由战士战死疆场。次年春天，在英雄们洒下鲜血的土地上，突然盛开了红色的百合花。于是一簇火样的百合花开在了智利国徽的图案上，这是智利民族精神之花。

第七章——

胃病也因忧郁故

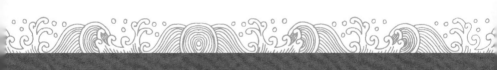

一 胃 病

　　胃病是一种统称。最常见的症状有上腹部不适或疼痛、恶心、呕吐、腹泻、食欲不振。常见的胃病有急性胃炎、慢性胃炎、胃溃疡、十二指肠溃疡、胃十二指肠复合溃疡、胃息肉、胃结石、胃的良恶性肿瘤，还有胃黏膜脱垂症、急性胃扩张、幽门梗阻等。简而言之，胃病有很多种，大体都表现为胃痛、胃胀、嗳气反酸、消化不良等。

　　胃病形成的原因有很多，比如饮食不注意、幽门螺杆菌感染、情绪紧张焦虑、吸烟、免疫因素等。当然，对于青年人来说，最常见的还是饮食和情绪问题，而情绪问题则容易被忽略。所以，开心不会包治百病，但不快乐的确可以无形无色地影响到机体的运作。

　　单是常见的胃痛，中医便可分为寒邪客胃、饮食伤胃、肝气犯胃、湿热中阻、脾胃虚寒、瘀血停胃、胃阴亏耗等类型。

　　中医认为：胃痛初则多由外邪、饮食、情志不遂所致，病因多单一，病机也单纯，常见寒邪客胃、饮食停滞、肝气犯胃、肝胃郁热、脾胃湿热等证候，表现为实证；久则常见由实转虚，如寒邪日久损伤脾阳，热邪日久耗伤胃阴，多见脾胃虚寒、胃阴不足等证候，则属虚证。因实致虚，或因虚致实，皆可形成虚实并见证，如胃热兼有阴虚，脾胃阳虚兼见内寒，以及兼夹瘀、食、气滞、痰饮等。本病的病位在胃，与肝脾关系密切，也与胆肾有关。基本病机为胃气阻滞，胃络瘀阻，胃失所养，不通则痛。

而功能性消化不良，在中医古籍中无特定的病名，根据其症状可归属于中医"痞满""胃脘痛"等范畴。对于功能性消化不良的两个亚型，可将餐后不适综合征归为"痞满"范畴，将上腹疼痛综合征归为"胃脘痛"范畴。中医学将功能性消化不良大体分为脾虚气滞证、肝胃不和证、脾胃湿热证、脾胃虚寒证、寒热错杂证等类型。

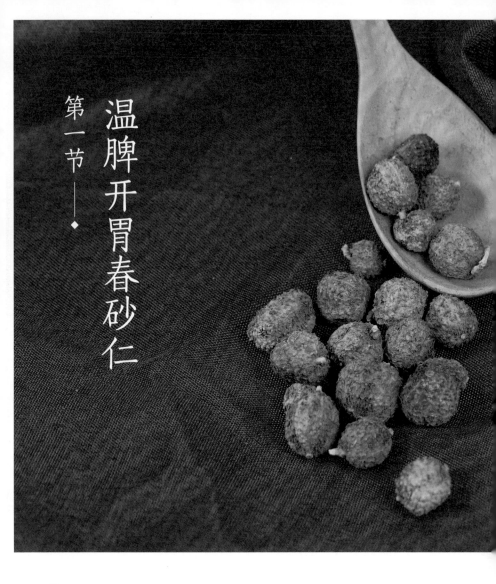

第一节——◆

温脾开胃春砂仁

　　砂仁就像一个体贴入微的暖男，人体世界的胃是喜润恶燥，脾是喜燥恶湿，但二者都不喜欢寒邪，故而但凡中脏出现一丝虚寒，砂仁便可手到擒来。真正的暖人心怀，不是轰轰烈烈，而是舒适芳香。

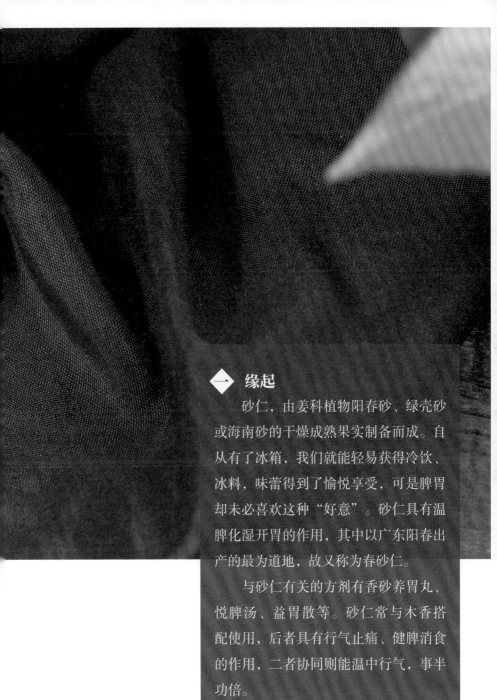

◆ 缘起

砂仁，由姜科植物阳春砂、绿壳砂或海南砂的干燥成熟果实制备而成。自从有了冰箱，我们就能轻易获得冷饮、冰料，味蕾得到了愉悦享受，可是脾胃却未必喜欢这种"好意"。砂仁具有温脾化湿开胃的作用，其中以广东阳春出产的最为道地，故又称为春砂仁。

与砂仁有关的方剂有香砂养胃丸、悦脾汤、益胃散等。砂仁常与木香搭配使用，后者具有行气止痛、健脾消食的作用，二者协同则能温中行气，事半功倍。

1. 《本草汇言》

砂仁，温中和气之药也……若上焦之气梗逆而不下，下焦之气抑遏而不上，中焦之气凝聚而不舒，用砂仁治之，奏效最捷。然古方多用以安胎，何也？盖气结则痛，气逆则胎不安，此药辛香而窜，温而不烈，利而不削，和而不争，通畅三焦，温行六府，暖肺醒脾，养胃养肾，舒达肝胆不顺不平之气，所以善安胎也。

2. 《本草新编》

砂仁……止可为佐使，以行滞气，所用不可过多。用之补虚丸中绝佳，能辅诸补药，行气血于不滞也……补药味重，非佐之消食之药，未免过于滋益，反恐难于开胃，入之砂仁，以甦其脾胃之气，则补药尤能消化，而生精生气，更易易也……砂仁止入脾，而不入肾，引补肾药入于脾中则可，谓诸补药必借砂仁，引其由脾以入肾，则不可也。《神农本草》并未言其入肾，不过说主虚劳冷泻耳。夫冷泻有专属于脾者，何可谓脾寒俱是肾寒哉。

今生

砂仁的主要化学成分是挥发油，主要含乙酸龙脑酯、樟脑、龙脑、柠檬烯、樟烯等。

学者在动物实验研究中，阐明了砂仁的促胃肠动力机制：大鼠灌服砂仁水提取液后，胃肠动力显著增强，血浆、胃窦及空肠组织中的胃动素、P物质的含量明显增加，但血管活性肠肽的含量无明显改变。这提示砂仁的促胃肠动力作用可能与血液及胃肠道的胃动素、P物质的含量的增加有关，血管活性肠肽可能未参与砂仁的促胃肠动力作用。

砂仁对消化系统、免疫系统和神经系统有确切的药理活性，还具有抗炎、利胆和镇痛等作用。

四 对话砂仁

小　卫：砂仁适合哪一种胃脘疼痛呢？
砂　仁：本品适合脾胃寒湿的情况。常常可搭配木香等使用。

小　卫：砂仁有不良反应吗？
砂　仁：本品无毒，属于药食同源类。对孕妇有安胎作用。

小　卫：砂仁可以泡水服用吗？
砂　仁：可以，打碎即可。本品的主要有效成分是挥发油。

小　卫：砂仁还有其他用处吗？
砂　仁：本品具有"化湿开胃，温脾止泻，理气安胎"之功，临床可用于湿浊中阻、脘痞不饥、脾胃虚寒、呕吐泄泻、妊娠恶阻、胎动不安。

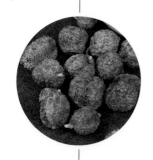

五

用法指引

🌱 **1. 砂仁粥** ⋯⋯⋯⋯⋯⋯⋯⋯⋯⋯⋯⋯

粳米100克，砂仁3克。砂仁研末备用。粳米
淘净，放入砂锅，加入适量清水，武火煮
沸，文火熬至粥烂稠，放入砂仁末，再煮
一二沸即成。具有暖脾胃，化湿行气消胀的
功效。

🌱 **2. 豆蔻砂仁荷叶饮** ⋯⋯⋯⋯⋯⋯⋯⋯⋯

白豆蔻2克，砂仁2克，荷叶1/2张。将荷叶洗
净，切碎，与洗净的白豆蔻、砂仁一同放入
砂锅中，加适量水，武火煮沸，改用文火煨
煮20分钟，药汁当茶饮用。具有消食宽胀，
行气和胃的功效。

六 趣闻

传说很久以前，广东西部的阳春县（今阳春市）发生了一次范围较广的牛瘟。全县境内方圆数百里的耕牛，一头一头地病死，唯有蟠龙金花坑附近村庄的耕牛没有发瘟，而且头头身强力壮。当地几个老农感到十分惊奇，便召集这一带的牧童，询问他们每天在哪一带放牧、牛吃些什么草。牧童们告诉老农，他们全在金花坑放牧，那儿生长着一种叶子散发出浓郁芳香、根部发达、结果实的草，牛很喜欢吃。

老农们听后，就和他们一同到金花坑，看见那里漫山遍野生长着这种草，将其连根拔起，摘下几粒果实，放在口中嚼之，一股带有香、甜、酸、苦、辣的气味冲入了脾胃，感到十分舒畅。大家品尝了以后，心想：这种草既然可治牛瘟，是否也能治人病？所以老农们就采挖了这种草带回村中，一些因受了风寒而引起胃脘胀痛、不思饮食、连连呃逆的人吃了后，效果较好。后来人们又将这种草移植到房前屋后，进行栽培，它久而久之成为一味常用的中药，这就是阳春砂仁的由来。

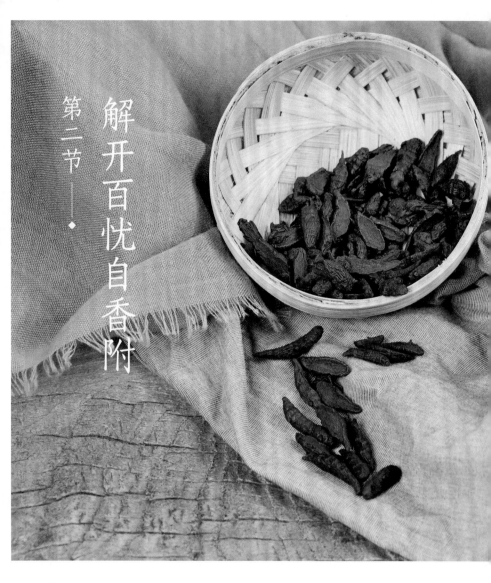

第二节——

解开百忧自香附

　　香附犹如教堂里的牧师，他对人体世界的帮助不仅仅在物质层面，更多的是心灵治疗。世事不如意者十之八九，遑论日新月异的现代社会，忧郁成结乃是常有之态。香附"以气用事"，疏导人体气机流转，免了那长吁短叹，方能拥抱阳光入怀。

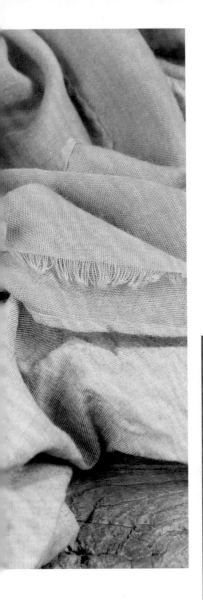

◆ 一 缘起

香附，由莎草科植物莎草的干燥根茎制备而成。中药里面的香药不少，比如丁香、藿香、木香、檀香、沉香等，总有一番"题破香笺小砑红，诗篇多寄旧相逢"的浪漫。香附也不例外，亦有诗人牵挂："何事牵爱思，空庭对野莎。青青冲野步，落日挂筇过。"香附具有疏肝解郁等作用，尤其适合于肝胃不和所致的胃病。

与香附有关的方剂有木香破气散、越鞠丸、疏肝理气汤等。是的，忘忧草不止于黄花菜，香附其实更适合。

1.《本草述》

香附……主治诸证，当为血中之气病，乃中肯窍，不漫同于诸治气之味也……故上焦心包络所生病，如七情抑郁者能开之，以心包络主血也；中焦脾胃所生病，如霍乱吐逆及饮食积聚、痰饮痞满能畅之，以胃生血，脾统血也；下焦肝肾所生病，如膀胱连胁下气妨，如下血、尿血及女子崩漏、带下、月候不调等证，亦以胃脾为血之元，肝固血之脏，肾乃血之海也……此味于血中行气，则血以和而生，血以和生，则气有所依而健运不穷，是之谓生血，是之谓益气，非二义也……用此于补血味中，乃能使旧血和而新血生，即气虚而事补益者，亦借此为先导，去虚中之着，韩懋所谓去虚怯甚速之义也。

2.《本草正义》

香附，辛味甚烈，香气颇浓，皆以气用事，故专治气结为病……又凡辛温气药，飚举有余，最易耗散元气，引动肝肾之阳，且多燥烈，则又伤阴。惟此物虽含温和流动作用，而物质既坚，则虽善走而亦能守，不燥不散，皆其特殊之性，故可频用而无流弊。未尝不外达皮毛，而与风药之解表绝异。未尝不疏泄解结，又非上行之辛散可比。好古谓《本草》不言治崩漏，是益气而止血也。寿颐谓虽不可直认为益气，而确有举陷之力。丹溪谓须用童便浸过，盖嫌其辛味太浓，以下行为监制之义。寿颐谓调肝肾者，此法甚是。或有以醋炒、以青盐炒者，其理盖亦如此……寿颐谓气结诸病，固肝胆横逆肆疟为多，此药最能调气，故濒湖谓之专入足厥阴。其实胸胁痹结，腹笥膜胀，少腹结痛，以及诸疝，无非肝络不疏。所谓三焦气分者，合上中下而一以贯之，固无论其何经何络也。

三

今生

香附化学成分十分复杂，其中主要成分是挥发油类物质，除此之外，香附中还存在黄酮、生物碱、三萜与甾醇、蒽醌等多种化学成分。

学者在动物实验中，通过对香附挥发油影响大鼠胃残留率、小肠推进率的考察，采用体内半固体糊炭末推进法和体外噻唑蓝细胞实验，证明香附挥发油能够提高大鼠的胃肠动力，同时促进小肠平滑肌细胞增殖。

此外，现代药理研究表明，香附能作用于中枢神经系统、心脑血管系统、消化系统，能够松弛子宫平滑肌，具有雌激素样作用及抗抑郁、降低血糖血脂、抗炎抗菌、抗肿瘤等作用。

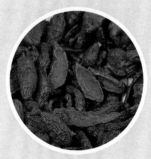

四▶ 对话香附

小　卫：香附适合于哪一种类型的胃痛呢？

香　附：本品适合于肝气郁结的胃脘疼痛，常常与高良姜等搭配
　　　　使用。

小　卫：香附有不良反应吗？

香　附：本品无毒，不过，气虚无滞、阴虚血热者慎重使用。

小　卫：香附可以用于抑郁症吗？我最近不是很开心。

香　附：本品具有一定的抗抑郁作用，可以作为辅助药物使用。

小　卫：香附还有其他用途吗？

香　附：本品具有"疏肝解郁，理气宽中，调经止痛"之功，临床
　　　　可用于肝郁气滞、胸胁胀痛、疝气疼痛、乳房胀痛、脾胃
　　　　气滞、脘腹痞闷、胀满疼痛、月经不调、经闭痛经。总的
　　　　来说，都和气滞有关。

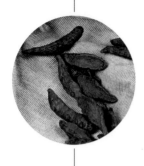

五

用法指引

🌿 1. 香附茶 ·······

　　香附、川芎各3克。香附、川芎润透，切
薄片。把川芎、香附放入炖杯内，加水
250毫升；把炖杯置武火上烧沸，用文火煎
煮10分钟即成。可疏肝理气，适合于肝气不
畅引起的胃痛。

🌿 2. 良附汤 ·······

　　高良姜10克，香附10克。煎汤内服。适合于
肝气郁滞，脾虚寒凝的胃脘疼痛。

六　趣闻

　　从前有个姑娘叫索索，她天生丽质，心地善良。有一年，古砀郡大旱，十月无雨，百草皆枯。索索迫于生计，嫁到古黄河边的一个村庄，不料这里正闹瘟疫，大人小孩都胸闷腹痛。自从索索嫁来以后，丈夫安然无恙，问索索原因，索索也不知。丈夫隐约感到，索索身上有股香气，断定这是驱疫的奥秘，于是便让索索外出给众人治病。不几天，全村人又都露出了笑脸。

　　庄户人家闲着没事，又扯起索索看病，便有人以讹传讹，到索索丈夫耳朵里竟成了这样的话："索索每到一家，就脱去衣服，让大人小孩围过来闻……"丈夫虽有拯救乡亲之心，但决不容忍这种方式，于是两人常闹别扭。终于，在一个风雨交加的夜晚，丈夫下毒手把索索害死了，用秫秸一捆，埋到河边。不几日，索索的坟上长出几缕小草，窄窄的叶，挺挺的茎，蜂也围，蝶也绕，有人说："索索风流，死后也招小虫子。"丈夫听后，挖地三尺，把尸骨深埋。可过了一段时间，小草又冒出，丈夫又去挖。可草越挖越多，越埋越旺。于是人们后悔了：索索死得冤屈，千万不要再挖了，将来万一再闹心口痛，说不定这草能治病……直到今天，尽管药名改叫香附，可当地人仍叫它索索草。要想用它理气止痛，必挖出其身，三个根球一个比一个深。

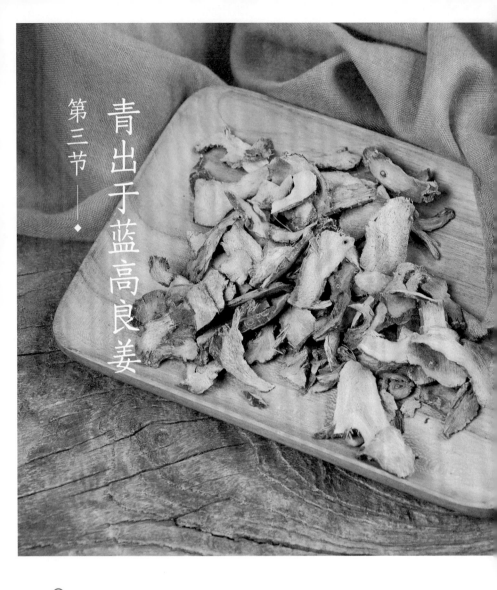

第三节 —•

青出于蓝高良姜

拟人本草

　　高良姜像是大家族二房所生的娃，托了高门大族的荫，但尚有干姜、炮姜，以及砂仁、郁金等，想要出人头地显然不易，最后硬是凭着比生姜更出色的散寒止痛能力，在人体世界中取得了一席之地。

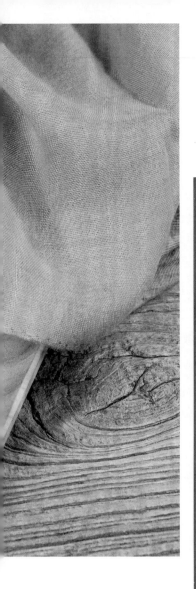

缘起

　　高良姜，由姜科植物高良姜的干燥根茎制备而成。在中药界，最为庞大的家族，恐怕就是姜科和桑科。就桑树而言，有桑叶、桑枝、桑白皮、桑椹、桑螵蛸、桑寄生、蚕蛹等，人类文明离不开"桑麻"。而姜科植物也毫不逊色，有干姜、生姜、炮姜、姜炭、姜皮、姜黄、高良姜，不单如此，还有沾亲带故的白豆蔻、砂仁、草果、益智、郁金、莪术等，可谓琳琅满目。其中，高良姜具有温胃散寒止痛的作用，在众多姜科植物中脱颖而出，也算是青出于蓝。

　　与高良姜有关的方剂有良附丸、高良姜散等。高良姜的名字，陶弘景的注解是"出高良郡"，也就是今日的广东高州，而现代则以徐闻县的高良姜最为道地，有"中国神姜王"美称。是的，徐闻不单有菠萝，也有高良姜。

1. 《本草汇言》

高良姜，祛寒湿、温脾胃之药也……若老人脾肾虚寒，泄泻自利，妇人心胃暴痛，因气怒、因寒痰者，此药辛热纯阳，除一切沉寒痼冷，功与桂、附同等。苟非客寒犯胃，胃冷呕逆，及伤生冷饮食，致成霍乱吐泻者，不可轻用……叶振华先生曰：古方治心脾疼，多用良姜。寒者，与木香、肉桂、砂仁同用至三钱。热者，与黑山栀、川黄连、白芍药同用五六分，于清火药中，取其辛温下气、止痛有神耳。若治脾胃虚寒之证，须与参、耆、半、术同行尤善，单用多用，辛热走散，必耗冲和之气也。

2. 《本草正义》

良姜大辛大温，洁古谓辛热纯阳，故专主中宫真寒重症；《别录》独以治胃冷气逆，霍乱腹痛者，正以霍乱多中气大寒，忽然暴作，俄顷之间，胸腹绞痛，上吐下泻，即四肢冰冷，面唇舌色淡白如纸，脉伏不见，冷汗如油，大肉陡削。良由盛暑之时，乘凉饮冷，汩没真阳，致中气暴绝，见症如是之剧，甚者一二时即已告毙，此非大剂温燥，万不能挽回垂绝之元阳……姜、附、吴萸、良姜、荜菝之属，均为此病必须要药。惟近贤王孟英、陆九芝两家所论霍乱，皆主湿热而言，且谓肢冷脉伏即是热深厥深之候，万万不可误用四逆法者，此则当时见症之不同，盖亦天时人事之变迁，固自有不可一概论者。此当以舌苔之淡白与黄腻辨之，而所泻所吐之物，一则清澈如水，一则秽气恶臭，亦必确乎有凭，固不患临证时之无所适从者也。

三 今生

高良姜的化学成分主要包括挥发油类、黄酮类、二芳基庚烷类、苯丙素类、糖苷类等。

学者在动物实验研究中，发现高良姜的水提物和醇提物对硫酸铜所致家鸽呕吐均能明显延长其呕吐潜伏期和减少呕吐次数，高良姜萃取物能降低束缚-水浸应激性溃疡大鼠的溃疡指数，并可使该模型大鼠的血清白介素-2和表皮生长因子水平明显回升至接近正常水平。

现代药理学研究表明高良姜具有抗菌作用、抗病毒作用、抗肿瘤作用、抗氧化作用、抗胃肠道出血作用、抗溃疡作用和胃黏膜保护作用等。

四 对话高良姜

小　卫：高良姜适合哪一种类型的胃痛呢？

高良姜：本品适合胃中寒凝引起的胃脘疼痛。

小　卫：高良姜有副作用吗？

高良姜：本品药食同源，不过，阴虚有热者慎用。

小　卫：可以在煮菜的时候放高良姜吗？

高良姜：可以的。煲汤的时候也可以，但是有些辣。

小　卫：高良姜还有其他用途吗？

高良姜：本品具有"温胃止呕，散寒止痛"之功，临床用于脘腹冷
　　　　痛、胃寒呕吐、嗳气吞酸。

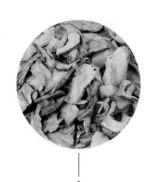

五

用法指引

🌿 **1. 良姜粥** ·····································

高良姜15克，粳米100克。用水750毫升煎高
良姜，煎至500毫升，去渣，加入粳米，文
火熬煮至米熟烂成粥。可散寒止痛、健脾
和胃。

🌿 **2. 肉桂良姜茶** ·····························

肉桂3克，高良姜2克，当归1克，厚朴2克，
人参1克，花茶3克。用前几味药的煎煮液加
开水350毫升泡茶，冲饮至味淡。可温中散
寒。适合冷气攻心腹痛、多呕、不思饮食。

◆六 趣闻

广东徐闻所出产的高良姜，北宋时期就是朝廷贡品，因为其气味芬芳馥郁，悬于室中有避疫之效，服用有温中散寒，止痛消食之功效。北宋皇室曾用其作香料和驱蚊虫品，御医也经常采其制作皇室成员食滞的消食汤品。由北宋至明、清数朝几度列为官营产品，禁止商贾走私。

1949年至20世纪90年代中期，高良姜一直由国家统一收购，出口至日本、东南亚、中东、非洲等国家和地区。2006年，徐闻高良姜申报国家地理标志保护成功，使这种珍贵的南药的推广、开发和走规范化管理之路又迈进了一大步。高良姜原属野生，后来才进行人工种植，徐闻县龙塘镇良姜村就是由于率先人工引种野生高良姜而得名的。

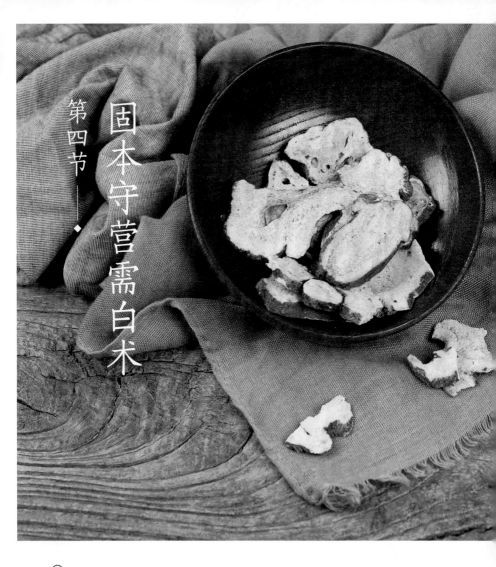

第四节　固本守营需白术

拟人本草

　　白术相当于人体世界的粮仓大总管，俗话说"手中有粮，心中不慌"，白术的主要工作便是帮助脾胃更加高效地运行，还能祛除湿邪，毕竟粮食沾了水，就发霉变质了。白术的最大特点是本分，他没有到处溜达的习惯，根植于脾胃，加班加点在所不惜。谁都知道，把简单的事情做好了，就是不简单。

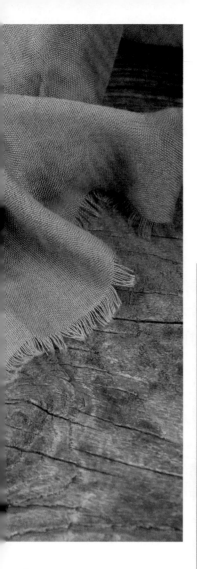

 缘起

　　白术，由菊科植物白术的根茎制备而成。脾胃是容易受湿邪和寒邪困扰的脏器，当脾虚出现时，不单消化能力下降，胃脘不适，大便异常，全身的免疫力也会降低，甚至出现汗出多、睡眠不好等。白术具有益气健脾、燥湿的作用，是脾虚湿困的第一梯队药物，梅尧臣有诗云："白术结灵根，持锄采秋月。"说它是灵根，并不夸张。

　　与白术有关的方剂很多，如四君子汤、七味白术散、参苓白术散等，都是临床常用方剂。白术常与苍术相提并论，二者来自同科不同属植物，均可健脾燥湿，但苍术偏于辛温，尚可祛风散寒。

1.《本草汇言》

白术，乃扶植脾胃，散湿除痹，消食去痞之要药也。脾虚不健，术能补之；胃虚不纳，术能助之。是故劳力内伤，四肢困倦，饮食不纳，此中气不足之证也；痼冷虚寒，泄泻下利，滑脱不禁，此脾阳衰陷之证也；或久疟经年不愈，或久痢累月不除，此胃虚失治，脾虚下脱之证也；或痰涎呕吐，眩晕昏痫，或腹满肢肿，面色痿黄，此胃虚不运，脾虚蕴湿之证也；以上诸疾，用白术总能治之。又如血虚而漏下不止，白术可以统血而收阴；阳虚而汗液不收，白术可以回阳而敛汗。大抵此剂能健脾和胃，运气利血。

2.《本草崇原》

凡欲补脾，则用白术；凡欲运脾，则用苍术；欲补运相兼，则相兼而用；如补多运少，则白术多而苍术少；运多补少，则苍术多而白术少。品虽有二，实则一也。《本经》未分苍、白，而仲祖《伤寒》方中皆用白术，《金匮》方中又用赤术，至陶弘景《别录》则分而为二，须知赤、白之分，始于仲祖，非弘景始分之也。赤术，即是苍术，其功用与白术略同，故仍以《本经》术之主治为本。但白术味甘，苍术兼苦，白术止汗，苍术发汗，故"止汗"二字，节去不录。后人谓苍术之味苦，其实苍术之味甘而微苦。

三
今生

白术中的主要药效成分为挥发性成分、多糖类、内酯类、黄酮类、苷类等，且针对白术化学成分的研究多集中在内酯类、挥发性成分及多糖类。

学者在动物实验中，发现白术醇提物能够缓解乙酰胆碱所致的豚鼠离体肠肌痉挛，使之恢复正常的节律运动，麸炒后抑制痉挛作用增强。这说明白术对胃肠道平滑肌具有双向调节作用，既能缓解平滑肌痉挛，又能恢复被过度抑制的正常运动，提示这种双向调节作用是白术治疗便秘、腹胀泄泻等疾病的作用基础。

此外，白术可以作用在机体的多个方面，但主要集中在胃肠道系统、免疫系统及泌尿系统，具有抗肿瘤、修复胃黏膜、抗炎镇痛、调整水液代谢、保肝、改善记忆力、调节脂代谢、降血糖、抗血小板、抑菌、免疫调节等多种药理作用。

四 对话白术

小 卫：白术适合于哪一种类型的胃痛？

白 术：本品几乎适合于胃痛的各种类型，多搭配其他药物使用。

小 卫：白术有副作用吗？

白 术：本品无毒，且能安胎，不过阴虚燥渴之时需要慎用。

小　卫：白术和苍术是兄弟吗？有什么不一样？

白　术：二者作用类似。但白术功偏补气健脾，宜于脾虚湿阻者；苍术苦温燥湿力强，宜于寒湿阻滞中焦而脾虚不明显者。俗话说白术守而不走，苍术走而不守。

小　卫：白术还有其他用途吗？

白　术：本品具有"健脾益气，燥湿利水，止汗，安胎"之功，临床可用于脾虚食少、腹胀泄泻、痰饮眩悸、水肿、自汗、胎动不安。

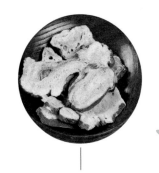

五 用法指引

🌿 1. 白术猪肚粥

猪肚200克，槟榔10克，炒白术30克，粳米100克，酱油、香油、姜片适量。猪肚清洗干净，切成小块，和姜片、槟榔、白术一起放入锅里，倒入适量清水，生火煎煮，煮到猪肚烂熟后，将猪肚捞出，去渣取汁；粳米洗净，倒入白术汤里，放入猪肚熬粥，粥熟后淋上香油、酱油，搅拌均匀即可。可和中助阳，祛寒除湿，健脾益气。

2. 白术健脾粥

白术、党参、茯苓各10克，甘草3克，大枣3枚，胚芽米（或薏苡仁）适量。在药材中加入4碗水，以文火煎成2碗，取出药汁。在煮好的药汁中加入胚芽米或薏苡仁熬煮成粥。可补气健脾。

六 趣闻

传说汉武帝巡抚东方时，遇见一位老汉在田里做农活，老汉头上竟有高达数尺的白色光环，似是道行高深。汉武帝好奇地询问老汉有什么养生之道，老汉回答说："我85岁时，就已经发白齿落，后来有一个得道者教我辟谷的方法，只吃一种不知名的块茎和饮水。没过多少日子，我就返老还童，生出了新的牙齿，能日行三百里路。如今我已经180岁了。"

老汉拿出那种块茎给汉武帝看，汉武帝带回去大范围种植，吃了果然有神效，为了感谢老汉传授长寿秘方，汉武帝赐给老汉玉锦等东西。又因为是发出白色光环的老汉传授了长寿的技术，所以这种块茎就被命名为"白术"。

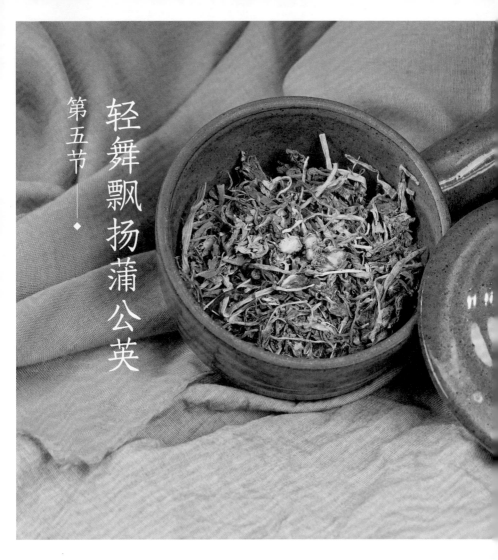

第五节

轻舞飘扬蒲公英

拟人本草

　　蒲公英像是天生的微生物杀手，而且外表人畜无害，有点小可爱。微生物和人体世界是双面刃的关系，微生物可使人体产生抗体，乃至在肠道帮助人体搞生产，但稍有不备，也会大肆入侵人体，造成巨大伤害。而蒲公英对有害微生物具有强大的杀伤作用，即使是藏在胃酸里面的幽门螺杆菌也未能幸免。

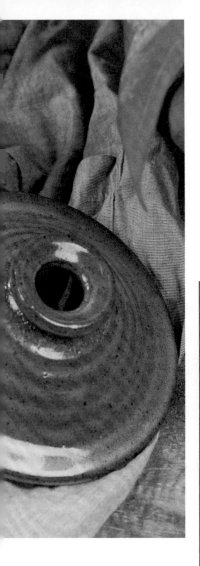

◆ 一 缘起

蒲公英，由菊科植物蒲公英、碱地蒲公英或同属的数种植物的干燥全草制备而成。微风中蒲公英飘扬的场景，配合着歌声"小学篱笆旁的蒲公英，是记忆里有味道的风景"，有一股散漫自由的气息。蒲公英的花语正是"无法停留的爱"。但作为药材，很多人的印象是清热解毒、消肿散结，以为主要是治疗咽喉疼痛之类，其实，热毒不止于呼吸道，胃热也是存在的。

1981年，消化科临床医生Marshall与Warren合作，证明了幽门螺杆菌的存在确实与胃炎相关。而蒲公英，正是通过抑制幽门螺杆菌而帮助治疗胃炎的。

1. 《本草新编》

蒲公英……至贱而有大功，惜世人不知用之。阳明之火，每至燎原，用白虎汤以泻火，未免大伤胃气。盖胃中之火盛，由于胃中之土衰也，泻火而土愈衰矣。故用白虎汤以泻胃火，乃一时之权宜，而不可恃之为经久也。蒲公英亦泻胃火之药，但其气甚平，既能泻火，又不损土，可以长服久服而无碍。凡系阳明之火起者，俱可大剂服之，火退而胃气自生……但其泻火之力甚微，必须多用一两，少亦五六钱，始可散邪辅正耳……或问：蒲公英泻火，止泻阳明之火，不识各经之火，亦可尽消之乎？曰：火之最烈者，无过阳明之焰，阳明之火降，而各经余火无不尽消。蒲公英虽非各经之药，而各经之火，见蒲公英则尽伏，即谓蒲公英能消各经之火，亦无不可也。或问：蒲公英与金银花，同是消痈化疡之物，二味毕竟孰胜？夫蒲公英止入阳明、太阴之二经，而金银花则无经不入，蒲公英不可与金银花同论功用也。然金银花得蒲公英而其功更大。

2. 《本草求真》

蒲公英……入阳明胃、厥阴肝，凉血解热，故乳痈、乳岩为首重焉……缘乳头属肝，乳房属胃，乳痈、乳岩多因热盛血滞，用此直入二经，外敷散肿臻效，内消须同夏枯、贝母、连翘、白芷等药同治。

三

今生

蒲公英种类繁多，资源丰富，化学成分复杂，其活性成分主要有黄酮类、萜类、酚酸类、蒲公英色素、植物甾醇类、倍半萜内酯类和香豆素类等。

学者在动物实验中，发现蒲公英有明显抑制组胺、五肽胃泌素及氨甲酰胆碱诱导的胃酸分泌的作用；在临床试验中，蒲公英粉末20克，开水浸泡30分钟后饮用，一个月为一个疗程，对胃溃疡患者有治疗作用，能使幽门弯曲菌转阴，溃疡面愈合，疼痛停止。

蒲公英具有良好的广谱抗菌、抗自由基、抗病毒、抗感染、抗肿瘤作用，有养阴凉血、舒筋固齿、通乳益精、利胆保肝、增强免疫力等功效。

四　对话蒲公英

小　卫：蒲公英适合治疗所有的胃炎吗？

蒲公英：本品适合于胃火亢盛的胃病，在其他胃炎使用则需配合陈皮、砂仁等药物。

小　卫：蒲公英有副作用吗？

蒲公英：本品无毒，不过，阳虚外寒、脾胃虚弱者慎用。

小　卫：蒲公英还有其他用途吗？

蒲公英：本品应用范围广泛，具有"清热解毒，消肿散结，利尿通
　　　　淋"之功，在抗感染领域、抗肿瘤领域等都是一把好手，
　　　　比如疔疮肿毒、乳痈、瘰疬、目赤、咽痛、肺痈、肠痈、
　　　　湿热黄疸、热淋涩痛。

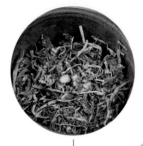

五

用法指引

🌿 1. 蒲公英炖猪肚

猪肚1个，蒲公英30克。将蒲公英洗净，
切细；猪肚洗净，将蒲公英纳入猪肚中，
扎紧肚口，放入锅中，加清水适量，文火
煮至猪肚熟烂即成。喝汤，猪肚取出，调
味佐餐服食。尤其适合于消化性溃疡症见
胃脘灼热疼痛、口干口苦、心烦易怒、大
便秘结、小便短黄、舌苔黄燥者。

🌿 2. 蒲公英砂仁陈皮散

蒲公英30克（研细粉），陈皮15克（研细
粉），砂仁10克（研细粉）。一日分数次
服用，食后以开水送服。主治慢性胃炎、
消化不良、胃脘疼痛等。

六 趣闻

蒲公英在《新修本草》中有收载，归在草部，《本草纲目》将其移到菜部，所以《野菜谱》《救荒本草》亦均有收载。蒲公英在尚未抽薹开花时十分柔嫩，拌、炮、炒均可，也可煮粥服食。美洲印第安人将其根焙干，研成粉，做成蒲公英咖啡。据一本名为《从草药获得健康》的西方杂志介绍，这种咖啡对胆石、肝炎、黄疸均有防治效应。20世纪80年代，日本又开发利用。中国也有利用蒲公英制成蒲公英咖啡的。

唐代徐夤《路旁草》云："楚甸秦原万里平，谁教根向路傍生？轻蹄绣毂长相蹋，合是荣时不得荣。"

第八章——

一夜起身七次尿

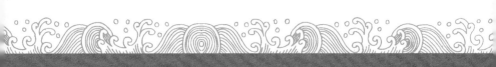

一 夜尿症

夜尿症是一种非常普遍但常被忽视的疾病，发病率高，患病率随年龄的增加而增高，男、女夜尿症患病率的年增长率分别为7.3%和3.5%，50～59岁人群中，约50%患有夜尿症。最新研究显示，每晚多于2次排尿的夜尿症，在20～40岁人群中的发病率为2%～18%。在70岁以上的老年人中，则超过60%。

民间有种说法：夜尿就是因为肾虚，所以应该补肾。其实，除生理性原因外，还有人为及环境因素的影响，如使用利尿药、口服含咖啡因及乙醇等的药物、睡前饮水过多等。还可能是心理性因素造成的：失眠患者长期处于精神紧张状态，导致心跳加快，血液循环量增大，夜尿量增多。夜尿多还和年龄有关，因为随着年龄的增大，肾脏的质量、血流量日趋减少。

另外，前列腺增生导致膀胱容量减少，是老年男性夜尿多的常见原因；当然，前列腺肿瘤也可以导致夜尿多，故而不能轻视之。而阻塞性睡眠呼吸暂停低通气综合征（也就是严重打鼾）也可以导致心房利尿钠肽升高，从而引起夜尿增多。

中医学认为，夜尿症病在肾与膀胱，与肺、脾相关。"肾者，作强之官，伎巧出焉"，肾主水藏，主津液，司二便，肾气充盈，则能升清降浊，小便循其常道。"膀胱者，州都之官，津液藏焉，气化则能出矣。"

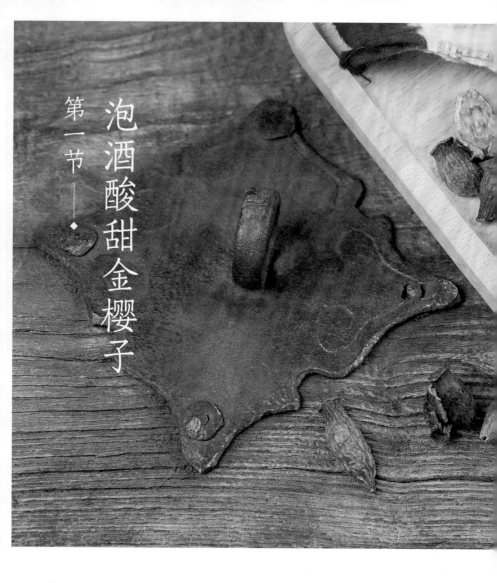

第一节——

泡酒酸甜金樱子

　　金樱子宛如善于修建堤坝的工程师，无论是人体世界的肠道泄泻，还是膀胱失约，又或者是精道不固，金樱子自能为其拦截，避免一泄如注。夜尿多为难言之隐，金樱子虽然提高了生活品质，也少有留名，故而不显于世。

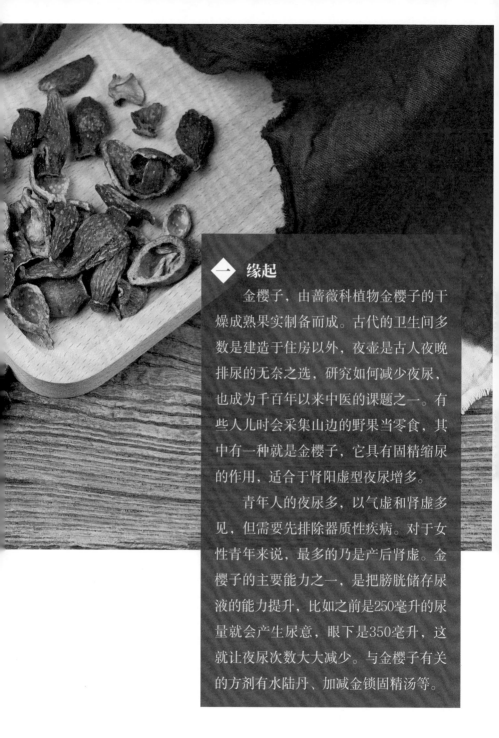

一 缘起

金樱子，由蔷薇科植物金樱子的干燥成熟果实制备而成。古代的卫生间多数是建造于住房以外，夜壶是古人夜晚排尿的无奈之选，研究如何减少夜尿，也成为千百年以来中医的课题之一。有些人儿时会采集山边的野果当零食，其中有一种就是金樱子，它具有固精缩尿的作用，适合于肾阳虚型夜尿增多。

青年人的夜尿多，以气虚和肾虚多见，但需要先排除器质性疾病。对于女性青年来说，最多的乃是产后肾虚。金樱子的主要能力之一，是把膀胱储存尿液的能力提升，比如之前是250毫升的尿量就会产生尿意，眼下是350毫升，这就让夜尿次数大大减少。与金樱子有关的方剂有水陆丹、加减金锁固精汤等。

前世

1. 《梦溪笔谈》

金樱子，止遗泄，取其温且涩也。世之用金樱者，待其红熟时，取汁熬膏用之，大误也。红则味甘，熬膏则全断涩味，都失本性。今当取半黄时采，干捣末用之。

2. 《本草经疏》

《十剂》云：涩可去脱。脾虚滑泄不禁，非涩剂无以固之。膀胱虚寒则小便不禁，肾与膀胱为表里，肾虚则精滑，时从小便出。此药（金樱子）气温，味酸涩，入三经而收敛虚脱之气，故能主诸证也。

3. 《本草新编》

金樱子……世人竞采以涩精，谁知精滑非止涩之药可止也。遗精梦遗之症，皆尿窍闭而精窍开，不兼用利水之药以开尿窍，而仅用涩精之味以固精门，故愈涩而愈遗也。所以用金樱子，必须兼用芡实、山药、莲子、薏仁之类，不单止遗精而精反涩。用涩于利之中，用补于遗之内，此用药之秘，而实知药之深也。

今生

金樱子主要的活性成分是多糖、黄酮类物质、三萜类及其衍生物等。

学者在动物实验中，发现金樱子水提物能使模型大鼠排尿次数减少，排尿间隔时间延长，每次排尿增多。

此外，现代药理研究发现，金樱子还具有抗氧化、抑菌消炎、抗肿瘤、抗病毒、免疫调节、降糖降脂、保护肾脏等多种药理作用。

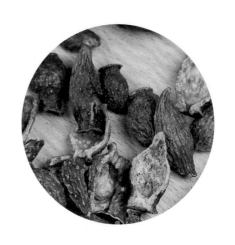

◆四◆ 对话金樱子

小　卫：金樱子适合哪一种类型的夜尿呢？

金樱子：本品适合肾虚型多尿，可单独使用，也可搭配芡实等
　　　　使用。

小　卫：金樱子有毒副作用吗？

金樱子：本品无毒，经常用在保健食品中，有"性保健俏药"的称
　　　　呼。不过，有实火、邪热者慎用。

小　卫：金樱子除了治小便，还有其他作用吗？

金樱子：本品具有"固精缩尿，固崩止带，涩肠止泻"之功，在妇
　　　　科的月经失调、胃肠腹泻领域、肾病领域等都有建树，比
　　　　如遗精滑精、遗尿尿频、崩漏带下、久泻久痢。

五

用法指引

🌱 **1. 金樱子粥**

金樱子30克，粳米100克。金樱子放入砂锅内，倒入200毫升水，置文火上煮至100毫升，去渣取汁，放入粳米，再添水600毫升煮粥。能收涩、固精、止泻。适用于益精、遗尿、小便频数等。

🌱 **2. 金樱子杜仲煲猪尾**

猪尾2条（去毛洗净），金樱子25克，杜仲30克。加水，把材料放入砂锅煲熟，加食盐少许调味，食肉饮汤。适宜肾虚不固、遗精滑精、遗尿、尿频等。

🌱 **3. 金樱子酒**

选取洗干净的成熟金樱子1 000克、纯粮食白酒3 000克、冰糖50克，将金樱子置于干净的瓶子等容器中，然后加入白酒浸泡，容器一定要密封，置于阴凉干燥处贮存，一个月以后就可以饮用。可固肾缩尿。

◆六 趣闻

从前，有兄弟三房，只有老三家有一个儿子。在那个时候，人们把传宗接代看得非常重要，所以，一家三房都把老三的儿子当成了掌上明珠。慢慢地，老三的儿子到了谈婚的年纪，但是没人愿意嫁给他，因为他从小有个尿床的毛病，这可急坏了老哥儿仨。

有一天，来了一个挖药的老头。这个老头知道哪里有治这种疾病的药，于是老哥儿仨再三恳求，希望老头可以帮助他们，但是生长这种药的地方有瘴气，很危险，老头犹豫了一下，最终还是答应了他们，亲自过去采药。历经三个月，老头终于回来了，他挣扎着把药拿给老哥儿仨后，便死去了，因为采药过程中，他身中瘴气毒。

因为老头没留下姓名，只见他装药的葫芦上挂着一缕金黄色的缨穗，为了纪念这位老人，他们便把老人挖来的药取名叫"金缨"。后来，孩子吃了金缨，病很快就好了。日子一久，叫来叫去的，金缨也渐渐被叫作"金樱子"了。

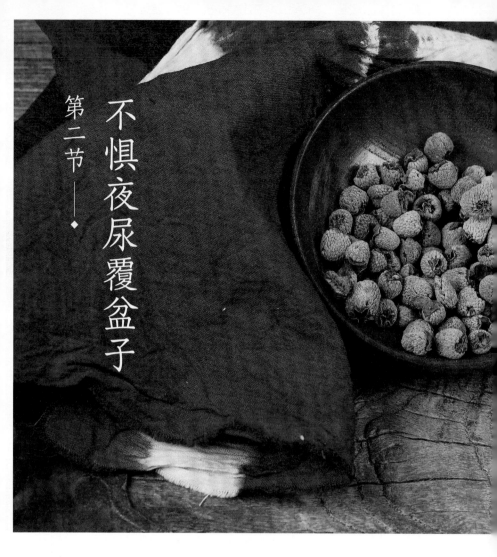

第二节——•

不惧夜尿覆盆子

覆盆子好比中央银行的部门主管，他主要的工作是不遗余力地为银行增加财富。人体世界的肾乃先天之本，肾精便是人体运转最重要的通用货币，肾精化肾气，肾气足则百病消，而覆盆子正是具有增长肾精的本事。至于缩尿或者养肝，也是顺手而为罢了。

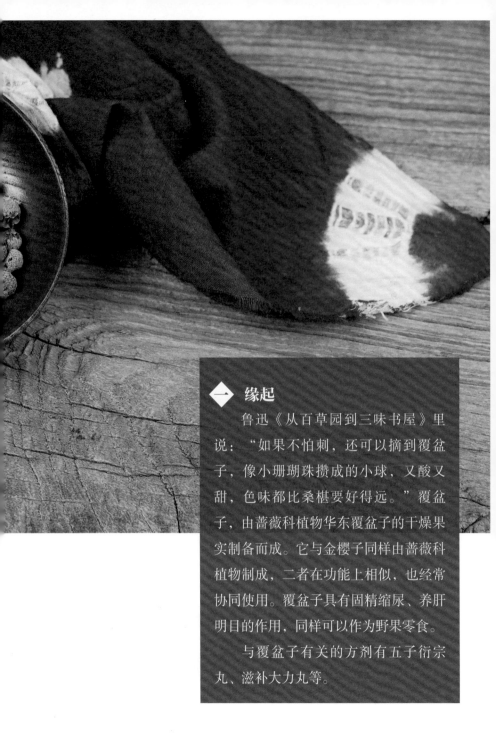

一 缘起

鲁迅《从百草园到三味书屋》里说："如果不怕刺，还可以摘到覆盆子，像小珊瑚珠攒成的小球，又酸又甜，色味都比桑椹要好得远。"覆盆子，由蔷薇科植物华东覆盆子的干燥果实制备而成。它与金樱子同样由蔷薇科植物制成，二者在功能上相似，也经常协同使用。覆盆子具有固精缩尿、养肝明目的作用，同样可以作为野果零食。

与覆盆子有关的方剂有五子衍宗丸、滋补大力丸等。

1. 《本草经疏》

覆盆子……其主益气者，言益精气也。肾藏精，肾纳气，精气充足，则身自轻，发不白也。苏恭：主补虚续绝，强阴健阳，悦泽肌肤，安和脏腑。甄权：主男子肾精虚竭，阴痿，女子食之有子。《大明》：主安五脏，益颜色，养精神，长发，强志。皆取其益肾添精，甘酸收敛之义耳。

2. 《本草正义》

覆盆为滋养真阴之药，味有微酸，能收摄耗散之阴气而生精液，故寇宗奭谓益肾缩小便，服之当覆其溺器，语虽附会，尚为有理。《本经》主安五脏，脏者阴也。凡子皆坚实，多能补中，况有酸收之力，自能补五脏之阴而益精气。凡子皆重，多能益肾，而此又专入肾阴，能坚肾气，故曰长阴令坚、强志倍力有子，皆补益肾阴之效也……《别录》益气轻身，令发不白，仍即《本经》之意。惟此专养阴，非以助阳，《本经》《别录》并未言温，其以为微温微热者，皆后人臆测之辞，一似凡补肾者皆属温药，不知肾阴肾阳，药物各有专主，滋养真阴者，必非温药。

三
今生

覆盆子含有萜类、黄酮、生物碱、香豆素类等多种活性成分。

学者在动物实验中，发现覆盆子对肾阳虚多尿模型大鼠的环磷酸腺苷及环磷酸多苷酸有一定的调节作用，同时对肾脏病理有一定的改善作用，且以盐制覆盆子效果较佳。

此外，现代药理研究发现，覆盆子还具有明显的抗肿瘤、抗衰老、抗炎等药理作用。

四 对话覆盆子

小　卫：覆盆子适合于哪一种类型的多尿呢？

覆盆子：本品可用于肾虚型多尿，可搭配金樱子一起使用。

小　卫：覆盆子有毒副作用吗？

覆盆子：本品无毒，药食同源，酸酸甜甜的。不过，肾虚有火，小便短涩者慎服。

小　卫：覆盆子是壮阳的，还是补阴的呢？

覆盆子：本品强阴健阳，故而适合食疗。

小　卫：覆盆子还有其他用途吗？

覆盆子：本品具有"益肾固精缩尿，养肝明目"之功，临床可用于遗精滑精、遗尿尿频、阳痿早泄、目暗昏花。所以眼神不好，也可以使用。

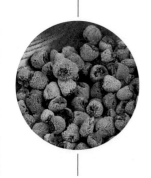

 1. 覆盆子粥

粳米100克，覆盆子15克，蜂蜜少许。首先将粳米淘洗干净，用冷水浸泡半小时，捞出，沥干水分；将覆盆子洗净，用干净纱布袋装好，扎紧袋口；然后取锅，放入冷水、覆盆子，煮沸后继续煮约15分钟；再拣去覆盆子，加入粳米，用旺火煮开后改文火煮至粥成，入蜂蜜调匀即可。可用于固肾缩尿。

 2. 覆盆子猪肚汤

猪肚150克，白果100克，覆盆子10克，盐适量，姜3片，葱5克。猪肚洗净切段，加盐涂抹后用清水冲洗干净，白果、覆盆子洗净。将猪肚、白果、覆盆子、姜片放入瓦煲内，加水烧开，转文火炖2小时，调味即可。可固肾缩尿。

六 趣闻

  葛洪在江西德兴三清山修道时，常帮助百姓，做些诊疗施救的善事。后因过度操劳，竟得了"夜尿症"，久治不愈，以致睡眠匮乏，精神不振。一天，葛洪上山寻药，至半山腰处，一脚踩空，坠入山崖而昏迷，醒来时，浑身刺痛，发现附近带刺的枝头上长着手掌般的叶子，结着通红的果子。正是饥渴之时，于是，葛洪就摘了些许吃，觉得这果子味甘性平，酸酸甜甜的，可称天然造物的上品。

  如此这般，葛洪就采了一大捧回去。意想不到的是，葛洪当天"夜尿症"的状况大大地好转了。翌日，他又去采摘，几日之后，夜尿症竟不复存在了。葛洪大喜，又在附近的百姓当中试用几番，果然这野果效果神奇，堪称仙品，食之能补肝益肾，对遗尿、小便频数、女子阴气不足等均有奇效，民间称道："服此仙果，晚上尿盆也可以翻覆过来放置了。"于是，葛洪给这种神秘果实起名"覆盆子"。从此，覆盆子因益肾缩便的疗效，在医学上被广为采用，并流传着一系列的神奇故事。

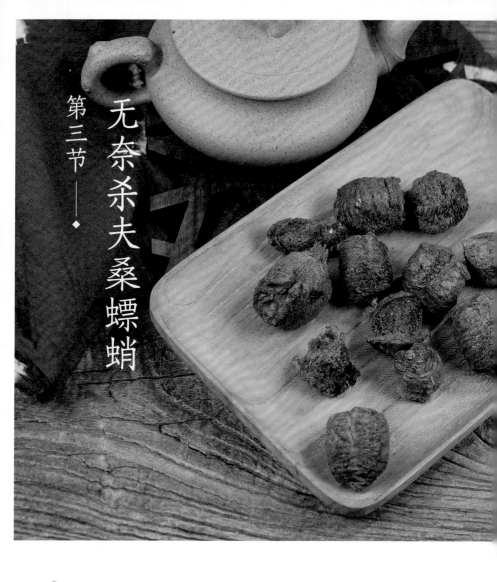

第三节————

无奈杀夫桑螵蛸

拟人本草

桑螵蛸就像是高等学府的寄宿生，被人们意外发现其不凡之处。桑树自然算是高等学府，桑叶、桑枝、桑椹、桑白皮等均在人体世界有所担当，桑螵蛸在桑树上汲取了部分精华，自然是脱胎换骨。

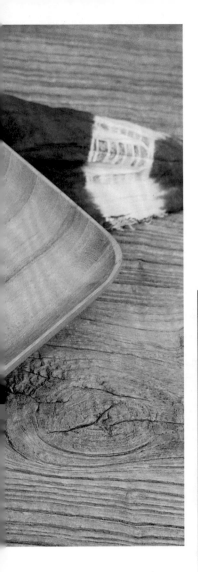

一 缘起

桑螵蛸，由螳螂科昆虫大刀螂、小刀螂或巨斧螳螂的干燥卵鞘制备而成。简而言之，螵蛸就是螳螂的卵，因为这螳螂恰好在桑树上，所以取名桑螵蛸。在古希腊，人们将螳螂视为先知，因螳螂前臂举起的样子像祈祷的少女，所以又称祷告虫。桑螵蛸具有补肾助阳、固精缩尿的作用，因外观不一，有团螵蛸、长螵蛸、黑螵蛸三种。

与桑螵蛸有关的方剂有桑螵蛸散、乌鸡白凤丸、秘精丸等。桑树在古人心目中与神木无异，即便是昆虫的卵，也可挖掘出巨大的药用价值，这算不算爱屋及乌呢？

二

前世

1.《本草新编》

桑螵蛸，味咸、甘，气平，无毒。主女人血闭腰痛，治男子虚损肾衰，益精强阴，补中除疝，止精泄而愈白浊，通淋闭以利小便，又禁小便自遗。此物最佳，苦难得真者。二、三月间，自于桑树间寻之，见有花斑蚊子在树条上者，采之，用微火焙干，存之。若非桑树上者，无效。或云加桑白皮佐之者，非。桑螵蛸，三吴最多。土人不知采用，舍近求远，可胜三叹。或问桑螵蛸乃螳螂之子，何以异于他树耶？不知螳螂食桑叶而生子，其功自是不同。此物可种，采子入于桑树之间，每年其子必多，不数年即繁，又不坏桑树，而又可以采其子，至便法也。

2.《本经逢原》

桑螵蛸……功专收涩，故男子虚损，肾衰阳痿，梦中失精，遗溺白浊方多用之。《本经》又言通五淋，利小便水道，盖取以泄下焦虚滞也。

三

今生

桑螵蛸含磷脂类、粗蛋白、粗纤维、铁钙胡萝卜素样色素、柠檬酸钙结晶、糖蛋白及脂蛋白。此外，还含有铁、铜、锌、锰、碘、铬、钴、镍等20余种微量元素及钾、磷、钠、镁等宏量元素。

学者在动物实验研究中，对3种桑螵蛸的药理作用进行了比较研究，结果显示：团螵蛸具有增加小鼠的胸腺指数、睾丸指数及抗利尿的作用；长螵蛸可延长小鼠的常压缺氧及游泳时间，增加小鼠的胸腺指数、脾脏指数和阳虚小鼠的体温，具有抗利尿和降低高脂大鼠肝中过氧化脂质的含量的作用；黑螵蛸可增加小鼠的胸腺指数、睾丸指数和阳虚小鼠的体温，可降低高脂大鼠肝中过氧化脂质的含量。

现代临床中，桑螵蛸可用于小儿遗尿、产后小便频数、前列腺术后尿失禁、尿道综合征、肾病综合征、带状疱疹、未溃破冻疮等。

◆四 对话桑螵蛸

小　卫：桑螵蛸可用于哪种多尿呢？

桑螵蛸：不是器质病变导致的多尿，都可以应用本品。

小　卫：桑螵蛸有副作用吗？

桑螵蛸：本品无毒，小儿亦可使用。

小　卫：桑螵蛸就是螳螂的卵，按理说不就是蛋白质吗？

桑螵蛸：除了蛋白质，还有许多微量元素。目前具体的分子作用机制尚不明确，但临床疗效无可置疑。

小　卫：桑螵蛸还有其他用途吗？

桑螵蛸：本品具有"固精缩尿，补肾助阳"之功，临床可用于遗精滑精、遗尿尿频、小便白浊。

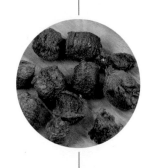

1. 桑螵蛸猪小肚汤

猪小肚（猪膀胱）2个，桑螵蛸15克，杜仲12克，山药30克，生姜4片。猪小肚割去残留肥肉，用清水反复漂洗，再用盐腌，洗净，入开水中焯熟，备用；桑螵蛸、杜仲、山药、生姜洗净。全部用料放入锅内，加清水适量，武火煮沸后，文火煲1～2小时，调味食用。可补肾缩尿。

2. 桑螵蛸田鸡汤

田鸡1只（约90克），桑螵蛸10克，山茱萸30克，巴戟天10克，枸杞子15克。田鸡洗净，去头、皮及肠杂，切块；桑螵蛸、山茱萸、巴戟天、枸杞子洗净。把各用料一齐放入锅内，加清水适量，武火煮沸后，文火煮2小时，加食盐调味即可。可补肾，缩精。

六 趣闻

提到螳螂，我们往往会联想到那部经典动画——《黑猫警长》。在这部动画里，一只雌性螳螂吃掉了她的新婚丈夫，经过调查之后，大家却发现这是螳螂家族的独特习俗，因而原谅了"嫌疑犯"。

螳螂是广食性的掠食者，基本上什么活物都不会拒绝，只要能抓住。不管是昆虫、蜘蛛，还是青蛙、蜥蜴、老鼠或者鸟，都在螳螂的捕食范围内。雄性螳螂对于雌性来说，当然也算是美食。关于雌性螳螂为什么要吃掉雄性，流行的说法是"为了给肚子里的孩子提供宝贵的营养"。这个肚子里的孩子，自然就是"桑螵蛸"。

有人在野外观察发现，所有的交尾行为中，雄性螳螂被吃掉的概率大约是30%。营养状况良好的雌性螳螂，不一定会在"新婚之夜"杀害自己的"丈夫"。

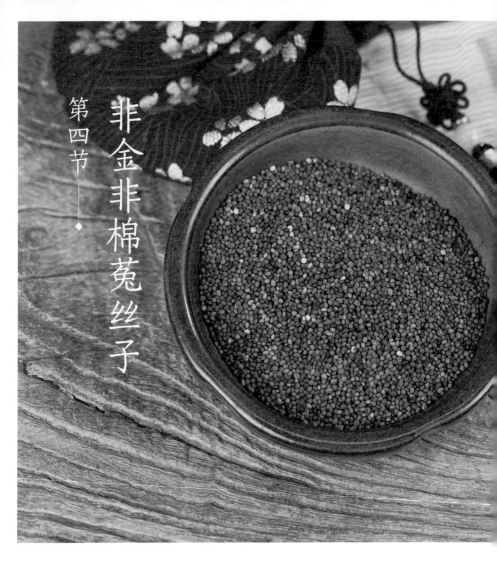

第四节

非金非棉菟丝子

菟丝子像是一个弱不禁风却善于持家的女子，虽然看起来一阵风就能把她吹倒，但看顾老人、抚养小孩、照看孕妇，却是样样在行。小儿固有肝常有余、脾常不足、肾常虚的特点，故夜间容易出现遗尿，菟丝子便能令止。

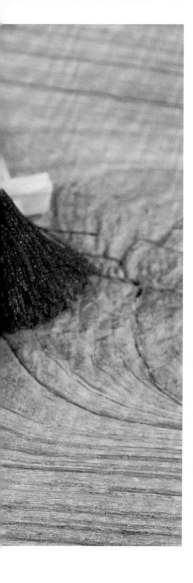

◆ 缘起

菟丝子，由旋花科植物南方菟丝子或菟丝子的干燥成熟种子制备而成。有俚语形容菟丝子"种子极轻小，成熟随风飘。自己不生根，仅靠吸器好。寄主到处有，生活很窈娆。相依不相离，蔓延缠绵老"。看来四海为家的不只是蒲公英，菟丝子也是到处流浪。菟丝子具有补益肝肾、固精缩尿的作用，常与沙苑子协同使用，二者功效类同。

与菟丝子有关的方剂有沉香百补丸、茯菟丸、金锁固精丸等。菟丝子能安胎，亦适合小儿遗尿，可谓老少咸宜。

1.《本草经疏》

五味之中，惟辛通四气，复兼四味，《经》曰肾苦燥，急食辛以润之，菟丝子之属是也。与辛香燥热之辛，迥乎不同矣，学者不以辞害义可也。为补脾、肾、肝三经要药，主续绝伤、补不足、益气力、肥健者，三经俱实，则绝伤续而不足补矣。脾统血，合肌肉而主四肢，足阳明、太阴之气盛，则力长而肥健。补脾故养肌；益肝肾故强阴，坚筋骨；暖而能补肾中阳气，故主茎中寒精自出，溺有余沥。口苦燥渴者，脾肾虚而生内热，津液因之不足也，二脏得补，则二病自愈。寒血为积者，劳伤则血瘀，阳气乏绝则内寒，血随气行，气弱不能统血以行，久而为积矣。凡劳伤，皆脾、肾、肝三脏主之，肝脾气旺，则瘀血自行也。

2.《本草汇言》

菟丝子，补肾养肝，温脾助胃之药也……但补而不峻，温而不燥，故入肾经。虚可以补，实可以利，寒可以温，热可以凉，湿可以燥，燥可以润。非若黄柏、知母，苦寒而不温，有泻肾经之气；非若肉桂、益智，辛热而不凉，有动肾经之燥；非若苁蓉、琐阳，甘咸而滞气，有生肾经之湿者比也。如汉人集《神农本草》称为续绝伤，益气力，明目精，皆由补肾养肝，温理脾胃之征验也。

三
今生

菟丝子的化学成分包括生物碱、蒽醌、香豆素、黄酮、苷类、甾醇、鞣酸、糖类等。其中菟丝子多糖和菟丝子总黄酮是重要的有效成分。

学者在临床试验中，发现肾气不足型遗尿症患儿予以菟丝子散加减联合贴敷疗法的效果较佳，药物不良反应少，安全性高。

此外，菟丝子的现代药理作用有性激素样作用、延缓衰老、抗脑缺血、抗骨质疏松、降血糖和血脂、提高免疫力、抗肝损伤、抑制白内障生成、抗遗尿等。

四 对话菟丝子

小 卫：菟丝子适合哪一种多尿呢？

菟丝子：本品适合肾虚型多尿，可以和肉苁蓉、五味子搭配干活。

小 卫：菟丝子有不良反应吗？

菟丝子：本品无毒，对孕妇而言，还有安胎作用。

小 卫：菟丝子怎么服用更方便呢？

菟丝子：看你方便，菟丝子茶、菟丝子粥、菟丝子丸、菟丝子酒、菟丝子散等都可以。

小　卫：菟丝子还有其他用途吗？

菟丝子：本品具有"补肝肾，益精髓，明目"之功，可用于腰膝酸痛、遗精、消渴、尿有余沥、目暗。肝和眼睛有关，补肝可以明目。

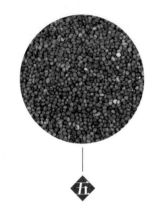

五

用法指引

🌱 1. 菟丝子茶

菟丝子10克，洗净捣烂，加红糖适量，沸水冲泡代茶饮。可补肾益精，养肝明目，出现肾虚的人群尤为适合服用。

🌱 2. 菟丝子粥

菟丝子60克，粳米100克，白糖适量。将菟丝子洗净后捣碎，或用新鲜菟丝子捣烂，水煎，取汁，去渣后，入米煮粥，粥将成时，加入白糖稍煮即可。菟丝子粥具有补肾益精、养肝明目的功效，适用于阳痿、早泄、小便频数等。

六 趣闻

相传很久以前，有个养兔成癖的财主，专雇一个长工给他养兔，并规定，死掉一只兔，得扣掉四分之一的工钱。

一天，养兔的长工不慎将一只兔子的腰部打成重伤，他怕财主看到，便偷偷地将这只伤兔藏在黄豆地里。后来，他意外地发现这只伤兔并没有死，他把这怪事告诉了父亲，父亲吩咐他定要将此事探个究竟。那长工按照父亲的吩咐，又将一只受伤的兔子放进黄豆地里，他跟随着伤兔仔细观察，发现伤兔很喜欢吃一种缠在豆秸上的野生黄丝藤，不久伤兔的伤竟渐渐痊愈了。那长工把观察到的情况告诉了父亲，父子俩断定：那黄丝藤可以治腰伤。他想，黄丝藤首先治好的是兔子，其形状又如细丝，于是便将它取名为"兔丝子"。由于"兔丝子"是味草药，后人便在"兔"字上加上草字头，这样就成了"菟丝子"，一直沿用到现在。人们还编了一个谜语："澄黄丝儿草上缠，亦非金属亦非棉，能补肝肾强筋骨，此是何药猜猜看？"

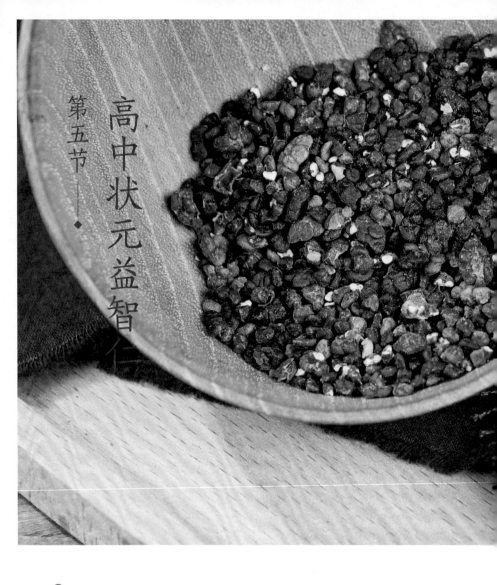

第五节 ——

高中状元益智

益智像是电影里面的阿甘，阿甘先是一个笨小孩，但最后大家都知道他是大智若愚。益智在人体世界中除了温肾缩尿，还有一样特别的本领：当胃冷而流口水之时，可以摄涎。至于他是否真正可以提升智力，则可以作为谜团留给诸位。

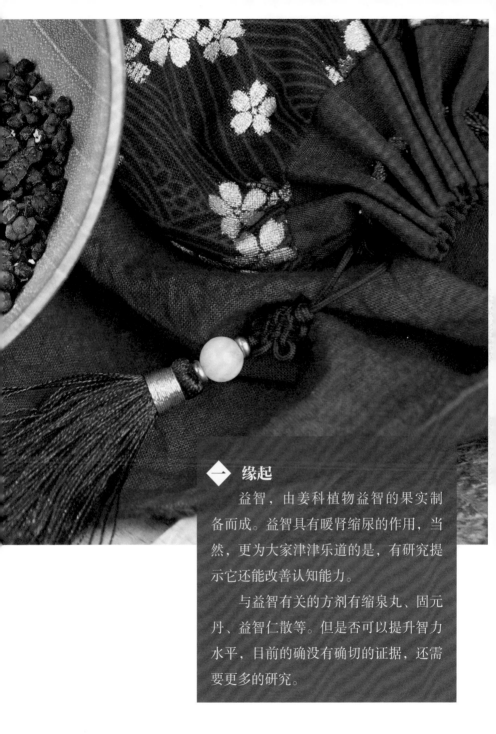

缘起

益智，由姜科植物益智的果实制备而成。益智具有暖肾缩尿的作用，当然，更为大家津津乐道的是，有研究提示它还能改善认知能力。

与益智有关的方剂有缩泉丸、固元丹、益智仁散等。但是否可以提升智力水平，目前的确没有确切的证据，还需要更多的研究。

前世

🌿 1.《本草经疏》

益智子仁……以其敛摄，故治遗精虚漏，及小便余沥，此皆肾气不固之证也。肾主纳气，虚则不能纳矣。又主五液，涎乃脾之所统，脾肾气虚，二脏失职，是肾不能纳，脾不能摄，故主气逆上浮，涎秽泛滥而上溢也，敛摄脾肾之气，则逆气归元，涎秽下行。

🌿 2.《本草求实》

益智，气味辛热，功专燥脾温胃，及敛脾肾气逆，藏纳归源，故又号为补心补命之剂。是以胃冷而见涎唾，则用此以收摄；脾虚而见不食，则用此温理；肾气不温而见小便不缩，则用此盐炒与乌药等分为末，酒煮山药粉为丸，盐汤下，名缩泉丸以投；与夫心肾不足而见梦遗崩带，则用此以为秘精固气。若因热成气虚，而见崩浊、梦遗等症者，则非所宜。此虽类于缩砂密，同为温胃，但缩砂密多有快滞之功，此则止有逐冷之力，不可不分别而审用耳。

今生

益智主要含有倍半萜类、二苯庚烷类、黄酮类等成分。

有研究认为，益智的有效成分中，益智酮甲、圆柚酮和7-表-香科酮等具有调节排尿的功能，原儿茶酸、白杨素、圆柚酮和杨芽黄素可改善认知能力，益智酮甲、杨芽黄素、白杨素具有抗菌、抗肿瘤的作用，原儿茶酸、白杨素具有抗氧化应激、改善糖尿病症状的功能。

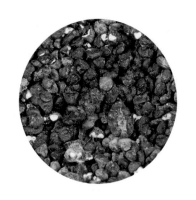

四 对话益智

小　卫：益智适合哪种类型的多尿呢？

益　智：本品适合于肾阳虚型的夜尿遗尿。

小　卫：益智有毒副作用吗？

益　智：本品无毒，不过，阴虚火旺人群慎用。

小　卫：益智真的可以提高智力吗？

益　智：在动物实验中，益智可显著改善脑老化小鼠的学习记忆能力。所以，老年痴呆是可以考虑使用的。

小　卫：益智还有其他用途吗？

益　智：本品具有"温脾止泻摄涎，暖肾缩尿固精"之功，可用于脾胃虚寒、呕吐、泄泻、腹中冷痛、口多唾涎、肾虚遗尿、尿频、遗精、白浊。

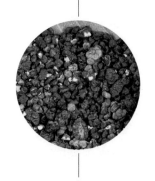

五

用法指引

1. 益智蛋

益智、山药、乌梅、枸杞子各10克，鸡蛋2个。鸡蛋洗净，连壳与益智、山药、乌梅、枸杞子一同放入砂锅中，加适量水，待蛋煮熟后去蛋壳，再用文火煮至药液全干，弃药吃蛋。有固肾缩尿的功效，适用于小儿遗尿或夜尿频多之人。

2. 益智芪药粥

益智15克，山药30克，黄芪20克，粳米100克。上述用料洗净，一同放入砂锅中，加适量清水，熬煮成粥，调入精盐即成。有健脾、益肾、缩尿的功效，适用于乏力、失眠健忘、大便溏薄、夜尿频多的人群食用。

六 趣闻

相传很久以前，有一个员外，年过半百才得一子，取名叫来福。可是来福自小体弱多病，行为反应迟钝，呆滞木讷，每天都尿床。一晃几年，来福还是少言寡语，记性特别差。周边的名医都请遍了，病情也没有好转。

有一天，一个老道云游到此，向员外询问了孩子的情况后，拿起拐杖往南边一指，说："离此地八千里的地方有一种仙果，可以治好孩子的病。"他在地上画了一幅画，画中是一棵小树，小树叶子长得像姜叶，根部还长着几颗榄核状的果实，之后老道便走了。

员外一路跋山涉水，不知经历了多少个日日夜夜，终于看到了老道所说的那种植物，他就摘了满满的一袭，然后踏上了返回之路。来福吃到仙果后，身体一天比一天强壮，而且变得开朗活泼、聪颖可爱，琴棋书画无所不通，一点即明，过目不忘。在十八岁那年，他参加了科举考试，结果金榜题名，高中状元。人们为了纪念改变他命运的仙果，将仙果取名为"状元果"。同时也由于它能益智、强智，使人聪明，所以也叫它益智。

第九章 ——

元知口臭何处来

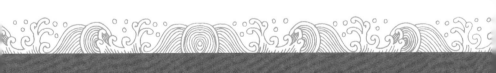

一 口 臭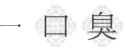

　　口臭是指呼吸时出现的令人不愉快的气体，容易导致社交和心理障碍，同时还预示着口腔疾病乃至全身疾病的发生。流行病学调查显示口臭的患病率较高，中国人为27.5%，北美居民则达到50%。其中，口腔疾病所致口臭占85.4%。导致口臭的主要物质为硫化物，多数学者认为产生这些化合物的致病菌主要来源于牙周袋和舌苔。

　　非口源性口臭：由系统性疾病、各种感染等所致，包括呼吸系统疾病（鼻腔、上颌窦、咽部、肺的感染与坏死）、消化系统疾病（胃炎、胃溃疡、十二指肠溃疡、胃肠功能紊乱、便秘等）、实质脏器损害（肝衰竭、肾衰竭）及糖尿病性酮症、白血病、维生素缺乏、重金属中毒等。

口源性口臭：龋齿、残根、残冠、不良修复体、不正常解剖结构、牙龈炎、牙周炎及口腔黏膜病等都可以引起口臭。也可能是由不良口腔习惯和口腔卫生差使舌苔增多、增厚所引起。

《诸病源候论》曰："口臭，由五脏六腑不调，气上胸膈。然脏腑气臊腐不同，蕴积胸膈之间而生于热，冲发于口，故令臭也。"《圣济总录》曰："口者，脾之候，心脾感热，蕴积于胃，变为腐臊之气，府聚不散，随气上出，熏发于口，故令臭也。"《儒门事亲》曰："肺金本主腥，金为火所炼，火主焦臭，故如是也。"故而中医学将口臭归为脾胃蕴热、心脾积热、肺热壅盛、肾虚热、劳郁范畴。

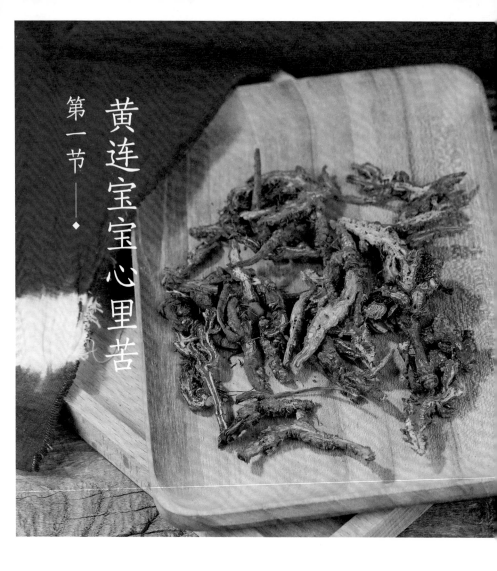

第一节 —◆

黄连宝宝心里苦

　　黄连宛如传统的穷家优秀男儿，一贯信服"吃得苦中苦，方为人上人"的至理。他与黄芩、黄柏三兄弟，在人体世界中各有所长，黄连在中焦任职，黄芩、黄柏则分别在上、下焦，但凡湿热在里，三兄弟皆是一马当先。

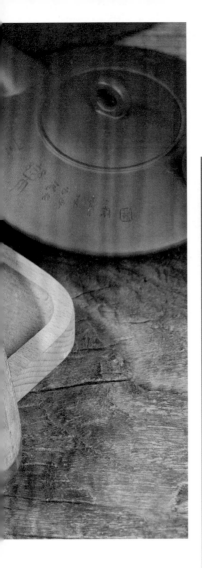

◇一 缘起

黄连，由毛茛科植物黄连、三角叶黄连或云连的干燥根茎制备而成。俗话说："哑巴吃黄连，有苦说不出。"黄连之苦，正是"良药苦口利于病"的杰出代表，有诗云："苦节不可贞，服食可资寿。"苦味的中药不止黄连，譬如马钱子、龙胆、苦参、黄柏、木通等都各有千秋。不过，黄连虽苦，却无毒，只是不适宜长期使用，可能苦寒败脾胃。黄连具有清热解毒、泻火燥湿的作用，适合于脾胃湿热、心脾积热导致的口臭的人群。

与黄连有关的方剂众多，如黄连上清丸、清胃散、黄连温胆汤等。黄连的主要有效成分为黄连素，近年来研究发现，黄连素还可以治疗高血压、糖尿病、心律失常、心力衰竭、脑梗死等，后续还需要循证医学进一步判断，但显然未来可期。

1. 《本草经疏》

　　黄连……为病酒之仙药，滞下之神草。六经所至，各有殊功。其主热气目痛、眦伤泪出、明目、大惊、益胆者，凉心清肝胆也。肠澼腹痛下痢，《别录》兼主泄澼，泄者，泻利也，澼者，大肠下血也，俗呼为脏毒。除水、利骨、厚肠胃、疗口疮者，涤除肠、胃、脾三家之湿热也。久服令人不忘者，心家无火则清，清则明，故不忘。

2. 《本草正义》

　　黄连大苦大寒，苦燥湿，寒胜热，能泄降一切有余之湿火，而心、脾、肝、肾之热，胆、胃、大小肠之火，无不治之。上以清风火之目病，中以平肝胃之呕吐，下以通腹痛之滞下，皆燥湿清热之效也。又苦先入心，清涤血热，故血家诸病，如吐衄溲血、便血、淋浊、痔漏、崩带等证，及痈疡、斑疹、丹毒，并皆仰给于此。但目疾须合泄风行血，滞下须兼行气导浊，呕吐须兼镇坠化痰，方有捷效，仅恃苦寒，亦不能操必胜之券。且连之苦寒，尤以苦胜，故燥湿之功独显。凡诸证必需于连者，类皆湿热郁蒸，恃以为苦燥泄降之资，不仅以清热见长。凡非舌厚苔黄、腻浊满布者，亦不任此大苦大燥之品。即疮疡一科，世人几视为阳证通用之药，实则惟疗毒一证发于实火需连最多，余惟湿热交结亦所恒用。此外血热血毒之不挟湿邪者，自有清血解毒之剂，亦非专恃黄连可以通治也。

三
今生

黄连的化学成分包括生物碱类、木脂素类、黄酮类、酸性成分等。

学者在临床研究中，运用加味黄连温胆汤治疗脾胃湿热型口臭，能有效改善口臭症状。

此外，现代药理研究还发现黄连可通过不同的途径和作用靶点起到保护心脑血管、抗肿瘤、降血糖、抗病原微生物、抗炎以及改善消化系统等药理作用。

四 对话黄连

小　卫：黄连适合哪一种类型的口臭呢？

黄　连：本品适合湿热型口臭，可搭配陈皮、茯苓等使用。

小　卫：黄连有毒副作用吗？

黄　连：本品无毒，不过，凡阴虚烦热、胃虚呕恶、脾虚泄泻、五更泄泻者慎服。

小　卫：黄连还有其他用途吗？

黄　连：本品具有"清热燥湿，泻火解毒"之功，目前广泛用于胃肠疾病、心血管疾病、抗感染等领域，比如湿热痞满、呕吐吞酸、泻痢、黄疸、高热神昏、心火亢盛、心烦不寐、心悸不宁、血热吐衄、目赤、牙痛、消渴、痈肿疔疮，外治湿疹、湿疮、耳道流脓。

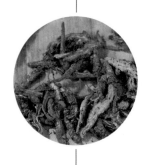

五

用法指引

🌿 **1. 黄连茶** ·························

黄连5克，陈皮3克，白糖10克。药材用约
100毫升开水浸泡，加白糖，搅匀，分2次饮
服。适合胃热型口臭人群饮用。

🌿 **2. 黄连麦冬芍药汤** ·············

黄连5克，麦冬、芦根、白茅根各10克，生地
黄、赤芍各10克。水煎服。适合阴虚湿热型
口臭人群服用。

六　趣闻

自张仲景用黄连和多种药配伍之后，还有历朝历代的验方，如《太平圣惠方》《博济方》《太平惠民和剂局方》《三因方》《济生方》等均有黄连为君药配伍治各疾。韩懋《韩氏医通》中的交泰丸，以黄连五钱、肉桂五分为丸，治疗心肾不交，怔忡无寐。

凡此种种方法，李时珍甚为赞赏，他在《本草纲目·黄连》中云："皆是一冷一热，一阴一阳，寒因热用，热因寒用，君臣相佐，阴阳相济，最得制方之妙，所以有成功而无偏胜之害也。"

黄连内服外用多有妙法，如：黄连淬水趁热屡用棉球蘸擦眼上，至咽中觉苦为止，则目痛见轻；用黄连研末调以芝麻油，频频闻于鼻中，目疾红肿立效。凡痛肿、疔疮、烧伤、烫伤、痔疮等属热毒证者均可使用。

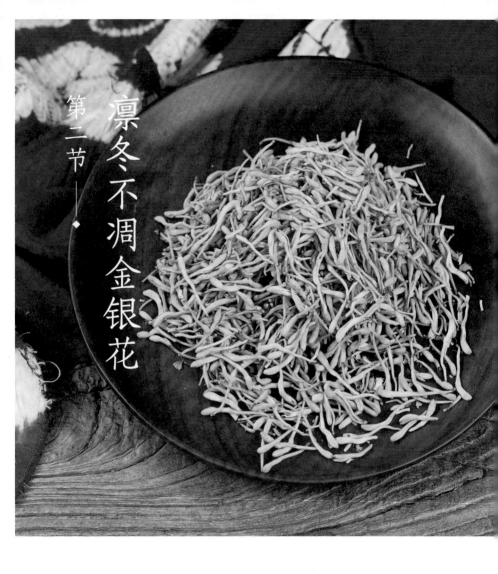

第二节——·

凛冬不凋金银花

金银花宛如金庸笔下的程灵素，最擅长治毒。人体世界的痈疮肿毒往往窝藏了大量的病原体，金银花常与连翘一起化毒于无形之间。近年来有人将断肠草误作金银花，切不可大意。

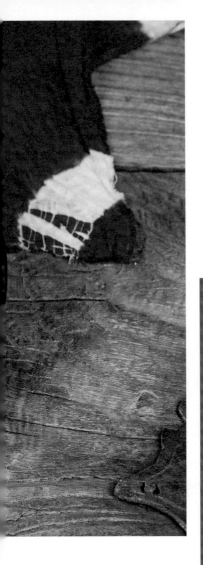

◆一 缘起

金银花，由忍冬科植物忍冬的干燥花蕾或带初开的花制备而成。此花初开是白，而后变黄，宛如白银变黄金，故而得名。金银花具有清热解毒、消痈散结的作用，适用于具有实热的口臭人群。

口臭主要的源头来自口腔本身，硫化氢和甲基硫醇是口源性口臭的主要产臭气体，气体的产生与口腔细菌繁殖有关。简言之，金银花作为天然抗生素，抑菌而可使口臭减轻。与金银花有关的方剂有银翘散、五味消毒饮、仙方活命饮等，常与连翘协同使用，二者功效相似。

🍃 1.《本草正》

金银花……善于化毒，故治痈疽、肿毒、疮癣、杨梅、风湿诸毒，诚为要药。毒未成者能散，毒已成者能溃，但其性缓，用须倍加，或用酒煮服，或捣汁搀酒顿饮，或研烂拌酒厚敷。若治瘰疬、上部气分诸毒，用一两许，时常煎服，极效。

🍃 2.《本草求真》

金银花……诸书皆言补虚养血，又言入肺散热，能治恶疮、肠澼、痈疽、痔漏，为外科治毒通行要剂。按此似属两歧，殊不知书言能补虚者，因其芳香味甘，性虽入内逐热，而气不甚迅利伤损之意也；书言能养血者，因其毒结血凝，服此毒气顿解，而血自尔克养之谓也。究之止属清热解毒之品耳，是以一切痈疽等病，无不借此内入，取其气寒解热，力主通利……如谓久服轻身延年益寿，不无过诳。凡古人表著药功，类多如是，但在用药者审认明确，不尽为药治效所惑也。

现代药理研究发现，金银花具有多种生物活性，含有黄酮类、基酸类、环烯醚萜、挥发油等化合物。

其中：黄酮类化合物主要具有抗病毒、抗血脂、抗肿瘤因子、抗菌、抗过敏、消炎的作用机制；基酸类化合物具有抗炎、抗菌、抗氧化等作用机制；环烯醚萜化合物具有抗炎、镇痛、清热解毒的作用机制；挥发油主要可进行抗氧化及咽喉肿痛防治，药效较强，经临床应用，疗效显著。此外，有临床数据显示，金银花对早孕具有积极影响，其临床药理作用显著。

学者在实验研究中发现，黄芩、金银花提取物的组合物和三七提取物均可显著抑制脂多糖对人牙龈成纤维细胞的毒性作用，抑制脂多糖刺激人牙龈成纤维细胞产生白介素-1β、白介素-6、肿瘤坏死因子和前列腺素E2等炎症介质，减轻炎症反应。黄芩、金银花提取物的组合物和三七提取物均能显著缩小大鼠口腔溃疡的直径和面积，促进口腔溃疡愈合，黄芩、金银花提取物的组合物还能显著缩短口腔溃疡的愈合时间。

四 对话金银花

小　卫：金银花适合所有的口臭类型吗？

金银花：本品适合湿热型的口臭人群，口腔溃疡可与连翘等搭配使用。

小　卫：金银花有毒副作用吗？

金银花：本品无毒，不过，脾胃虚寒及疮疡属阴者慎服。

小　卫：金银花除了治口臭，还有其他用途吗？

金银花：本品具有"清热解毒，消炎退肿"之功，致力于抗感染、抗炎领域，调节免疫、抗肿瘤也是正在拓展的业务，可治外感风热或温病发热、中暑、热毒血痢、痈肿疔疮、喉痹。

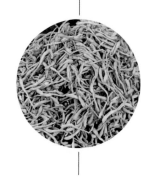

五

用法指引

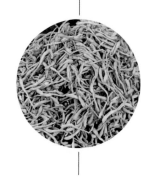 1. 金银花茶 ⸺⸺⸺⸺⸺⸺⸺⸺

金银花10克，菊花10克，陈皮5克。用
200～300毫升开水冲泡，盖上盖子，静置
15～20分钟后，即可饮用。适合湿热型的
口臭人群。

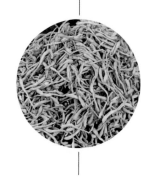 2. 藿香银花茶 ⸺⸺⸺⸺⸺⸺⸺

藿香、佩兰、金银花各10克，甘草5克。用
200～300毫升开水冲泡，盖上盖子，静置
15～20分钟后，即可饮用。适合湿困型的
口臭人群。

六 趣闻

相传在丁香河边有一对孪生姐妹，大的叫金花，小的叫银花。一天，两姐妹在河边遇见一个遍体鳞伤的瘦弱女子，就奋力解救。可是女子伤势过重，周身红斑发热。金花为求一仙草救女子而不幸遇难，女子好不容易慢慢康复，银花却也因过劳而死。被救女子在这对姐妹的坟墓前种此草以表示纪念。每到夏天，此草的花先白后黄，交相辉映，人们称此草为金银花。因金与银皆宝，故又名二宝花。

民间情歌云："天地氤氲夏日长，金银二宝结鸳鸯。山盟不以风霜改，处处同心岁岁香。"所以金银花又有"鸳鸯蛤"之称。入冬老叶枯落，叶腋再簇生新叶，经冬不凋，故金银花又有"忍冬"之雅号。

清人蔡淳《金银花》云："金银赚尽世人忙，花发金银满架香。蜂蝶纷纷成队过，始知物态也炎凉。"

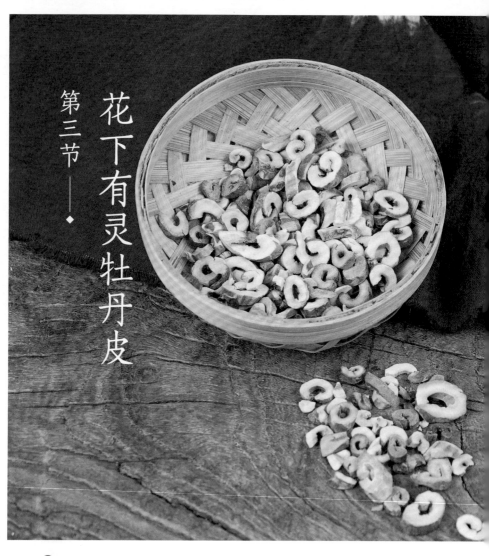

花下有灵牡丹皮

拟人本草

　　牡丹皮像是陪伴在牡丹花旁边的护花使者，有点儿冷血，但确实武艺高强。人体世界的血道不单常常需要活血、止血或补血，有时还需要凉血，特别是微生物入侵之后，容易出现血热的状况，此时牡丹皮的挺身而出，便胜过无数盲目的清热解毒。

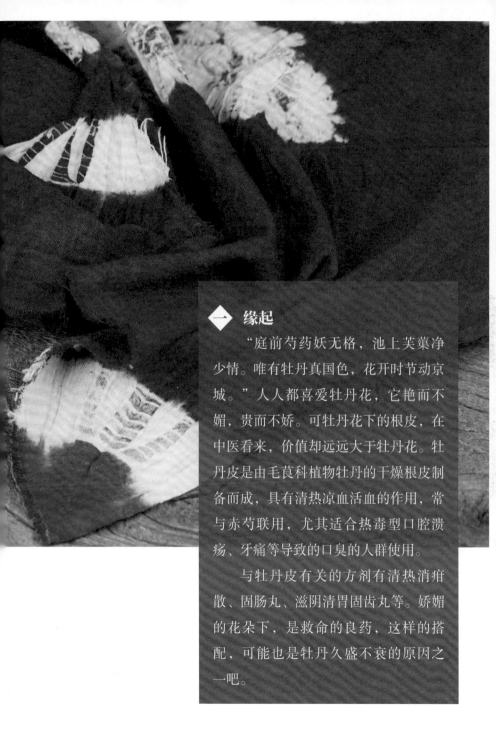

◆ 缘起

"庭前芍药妖无格，池上芙蕖净少情。唯有牡丹真国色，花开时节动京城。"人人都喜爱牡丹花，它艳而不媚，贵而不娇。可牡丹花下的根皮，在中医看来，价值却远远大于牡丹花。牡丹皮是由毛茛科植物牡丹的干燥根皮制备而成，具有清热凉血活血的作用，常与赤芍联用，尤其适合热毒型口腔溃疡、牙痛等导致的口臭的人群使用。

与牡丹皮有关的方剂有清热消疳散、固肠丸、滋阴清胃固齿丸等。娇媚的花朵下，是救命的良药，这样的搭配，可能也是牡丹久盛不衰的原因之一吧。

1. 《本草经疏》

牡丹皮……其味苦而微辛，其气寒而无毒……辛以散结聚，苦寒除血热，入血分，凉血热之要药也。寒热者，阴虚血热之候也。中风瘛疭、痉、惊痫，皆坐阴虚内热，荣血不足之故。热去则血凉，凉则新血生、阴气复，阴气复则火不炎而无因热生风之证矣，故悉主之。痈疮者，热壅血瘀而成也。凉血行血，故疗痈疮。辛能散血，苦能泄热，故能除血分邪气，及症坚瘀血留舍肠胃。脏属阴而藏精，喜清而恶热，热除则五脏自安矣。《别录》并主时气头痛客热，五劳劳气，头腰痛者，泄热凉血之功也。甄权又主经脉不通，血沥腰痛，此皆血因热而枯之候也。血中伏火，非此不除，故治骨蒸无汗，及小儿天行痘疮、血热。东垣谓心虚肠胃积热，心火炽甚，心气不足者，以牡丹皮为君，亦此意也。

2. 《重庆堂随笔》

丹皮虽非热药，而气香味辛，为血中气药，专于行血破瘀，故能堕胎、消癖。所谓能止血者，瘀去则新血自安，非丹皮真能止血也。血虚而感风寒者，可用以发汗，若无瘀而血热妄行，及血虚而无外感者，皆不可用，惟入于养阴剂中，则阴药借以宣行而不滞，并可收其凉血之功，故阴虚人热入血分而患赤痢者，最为妙品。然气香而浊，极易作呕，胃弱者服之即吐。诸家本草皆未言及，用者审之。

三
今生

牡丹皮的主要成分包括丹皮酚和芍药苷。其中，丹皮酚是主要的活性成分。

学者在临床研究中，发现丹皮酚漱口和双氧水擦拭的维护方式与生理盐水漱口的维护方式相比可以显著降低龈沟液量和基质金属蛋白酶-3的水平，有效降低牙周致病菌的检出率，预后效果更好，而丹皮酚漱口的维护方式效果更为优越，值得推广。

现代药理研究发现，牡丹皮具有抗癌、抗过敏性哮喘、保肝、抗动脉粥样硬化、抗炎、抗心肌再灌注性损伤、改善认知障碍、保护神经等多方面的药理作用。

四 对话牡丹皮

小 卫：牡丹皮适合哪一种口臭类型呢？

牡丹皮：本品尤其适合实热型的口腔溃疡、急性牙周炎等的人群。

小 卫：牡丹皮有不良反应吗？

牡丹皮：本品无毒，不过，血虚有寒者、孕妇及月经过多者慎服。

小 卫：牡丹皮是通过抑制口腔细菌繁殖而取得效果的吗？

牡丹皮：是的。此外，凉血亦有利于溃疡的愈合。

小　卫：牡丹皮还有其他用途吗？

牡丹皮：本品具有"清热凉血，活血化瘀"之功，临床可用于热入
　　　　营血、温毒发斑、吐血衄血、夜热早凉、无汗骨蒸、经闭
　　　　痛经、跌扑伤痛、痈肿疮毒。

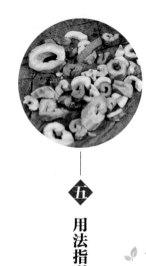

五

用法指引

🌿 1. 清胃散减味 ···

黄连5克，牡丹皮10克，生地黄10克，陈皮
5克。水煎服。适合于胃热熏蒸证引起的
口臭。

🌿 2. 玄参丹皮饮 ···

玄参10克，牡丹皮10克，莲子10克。水煎
服。适合阴虚火旺型口腔溃疡引起的口臭。

六 趣闻

　　相传1000多年前，苏州有一位织绸好手名叫刘春。她所织出的花，像刚摘下的一样鲜艳水灵；织出的彩鸟，仿佛一呼唤，便会拍翅飞翔。

　　有一年，府台老爷的女儿要办嫁妆，限刘春一个月内织出24条真丝嵌金被面，花样是牡丹。但刘春从来没有见过牡丹，不知如何织。半个月过去了，刘春愁得日渐消瘦。一天半夜，她突然口吐鲜血，倒在织布机上。这时，一位美丽的姑娘飘然而至，将一瓶药液倒入刘春的口中，刘春即刻苏醒。姑娘轻声说道："我是牡丹仙子。"说完，她用手向窗外一指，庭院内立即出现了一朵朵怒放着的牡丹花。

　　刘春望着这些盛开的牡丹，立即飞梭织起来。一朵朵娇艳的牡丹花织出来了，招来成群的蝴蝶。府差拿起被面飞快送往州府，但刚进门，被面上的牡丹花全部凋谢了，黯然无光。府台老爷气得派人去捉刘春，但刘春早已与牡丹仙子离去，只给乡亲们留下了那个药瓶。药瓶内有半瓶根皮样的药材，后来人们才认出那根皮正是牡丹皮。

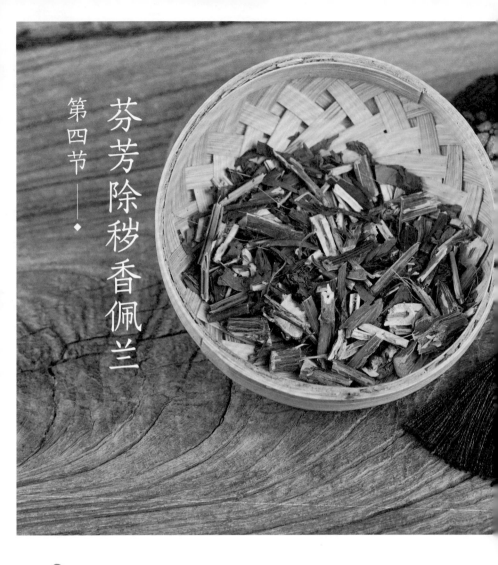

第四节——◆

芬芳除秽香佩兰

　　佩兰似是自带体香的窈窕淑女，相比于苦不拉几的黄连，显然更受人们的青睐。人体世界的湿邪并不容易对付，清热利湿、健脾化湿、升阳除湿、温化水湿等，都是百炼千锤的法子，而藿香和佩兰，则在芳香化湿领域独树一帜，也算是一派宗师。

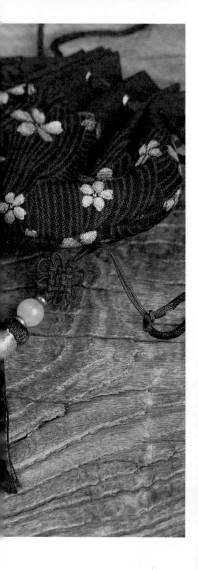

 缘起

佩兰，由菊科植物佩兰的干燥地上部分制备而成。佩兰的名字带着小家碧玉的气息，它不属于兰科植物，却带着兰花的香味，人们也喜欢称呼它为"兰草"。佩兰以芳香的气味闻名于中药界，它和藿香经常协同使用，二者功效相似。佩兰具有芳香化湿的作用，尤其适用于湿浊中阻的口臭人群。

与佩兰有关的方剂有佩兰散、扶元和中膏等。舌苔厚重是导致口臭的重要原因之一，而佩兰最擅长减少舌苔，从而缓解口臭；此外，佩兰亦可治疗口腔溃疡导致的口臭。

1. 《本草经疏》

肺主气，肺气郁结，则上窍闭而下窍不通；胃主纳水谷，胃气郁滞，则水谷不以时化而为痰癖蛊毒……（兰草）辛平能散结滞，芬芳能除秽恶，则上来诸证自瘳，大都开胃除恶，清肺消痰，散郁结之圣药也。

2. 《要药分剂》

兰草……为消痰除恶、散郁解结之品……《内经》消渴治之以兰，除陈气也。盖消渴由邪热郁结于胃，兰能除陈气。可知兰草固以荡涤为功，肃清肠胃者也。

3. 《本草便读》

佩兰……功用相似泽兰，而辛香之气过之，故能解郁散结，杀蛊毒，除陈腐，濯垢腻，辟邪气。至于行水消瘀之效，二物亦相仿耳，但泽兰治水之性为优，佩兰理气之功为胜，又为异也。

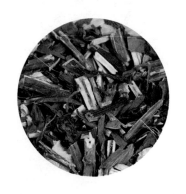

佩兰中含有的化学成分主要为挥发油类化合物。挥发油中含有对-聚伞花烃、橙花醇乙酯、5-甲基麝香草醚、延胡索酸、琥珀酸、甘露醇等。

学者在临床研究中，运用佩兰、黄连等制成漱口液，治疗口腔溃疡，取得了较好的疗效。口腔溃疡是造成口臭的常见原因。

现代药理研究发现，佩兰具有抗炎、祛痰、抗肿瘤、增强免疫力、抑菌等多种药理作用，临床用于冠心病、口腔溃疡、暑湿感冒、婴幼儿轮状病毒肠炎和腹泻等病症。

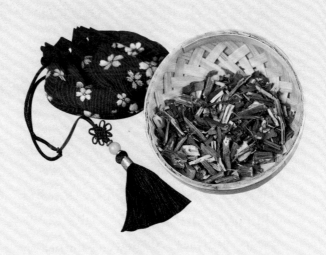

◆四◆ 对话佩兰

小　卫：佩兰适合哪一种类型的口臭？

佩　兰：本品适合脾虚湿困的口臭人群，尤其是舌苔白、厚腻的
　　　　人群。

小　卫：佩兰有副作用吗？

佩　兰：本品无毒，不过，阴虚血燥、气虚者慎用。

小　卫：佩兰可以泡水喝吗？方便！

佩　兰：可以的。本品的主要有效成分是挥发油，可以和藿香搭配
　　　　使用。

小　卫：佩兰还有其他用途吗？

佩　兰：本品具有"芳香化湿，醒脾开胃，发表解暑"之功，临床
　　　　可用于湿浊中阻、脘痞呕恶、口中甜腻、口臭、多涎、暑
　　　　湿表证、湿温初起、发热倦怠、胸闷不舒。

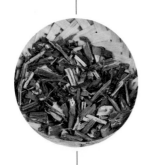

1. 佩兰藿香茶

藿香、佩兰各10克，鸡蛋花5克。将藿香、佩兰、鸡蛋花放入杯中，加入200毫升沸水冲泡，再加盖闷约5分钟。适合舌苔厚重的口臭人群。

2. 佩兰苍术茶

佩兰10克，苍术5克，扁豆花5克。将佩兰、苍术、扁豆花放入杯中，加入200毫升沸水冲泡，再加盖闷约10分钟。适合舌苔厚重的口臭人群。

◆六 趣闻

　　藿香与佩兰是常用的药对，说起来还有一段感人的传说呢。

　　从前有户人家，哥哥从军在外，家里只有姑嫂二人，小姑叫藿香，嫂子叫佩兰。姑嫂二人一起操持家务，日子过得和和美美的。一年夏天，嫂子不幸中了暑热，感到头痛发热、眩晕恶心、倦怠无力。藿香连忙把嫂子扶到床上说："哥哥在家时，经常带我去采药，教我认识了两种祛暑解热的药材，我上山去挖些来给您治病。"佩兰考虑到小姑是女孩子，劝她别去。但藿香一心想治好嫂子的病，她还是女扮男装，进山去了。

　　藿香这一去就是一天。佩兰担心藿香有什么闪失，一直盯着门口盼小姑快回来，直到天黑才看见藿香跌跌撞撞地回来，手里提着一小筐药草，还未待她细问，便瘫软作一团。佩兰连忙把她扶到床上，一看藿香小腿肿胀变粗，应该是被毒蛇咬伤。情急之下，佩兰抱起小姑的伤腿，用嘴去吮吸毒汁。

　　次日，乡亲们发现姑嫂二人都躺倒在地上，藿香已经死了，佩兰也奄奄一息，她断断续续地告诉大家两种草药的药效后，便咽了气。乡亲们非常感动，埋葬了姑嫂俩，并记住了这两种草药。为纪念她们，大家把那种长着圆叶粗茎的草药称为"藿香"（后写成"藿香"），把尖叶细茎的草药称为"佩兰"。

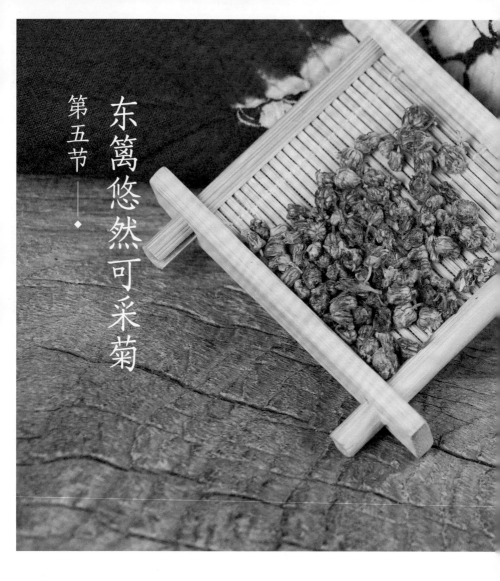

第五节

东篱悠然可采菊

　　菊花宛似美貌与智慧并存的战士，她在人体世界中涉及的领域主要在肺和肝，在肺可祛散风热，在肝可清肝明目，虽是清热解毒，却非过于寒凉，故可以作为饮品长期饮用。近年来，菊花亦有在心血管领域拓展，成长空间令人期待。

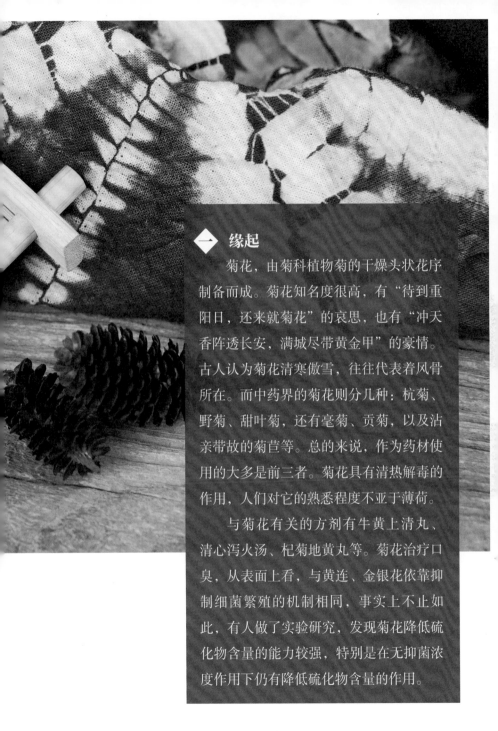

缘起

　　菊花，由菊科植物菊的干燥头状花序制备而成。菊花知名度很高，有"待到重阳日，还来就菊花"的哀思，也有"冲天香阵透长安，满城尽带黄金甲"的豪情。古人认为菊花清寒傲雪，往往代表着风骨所在。而中药界的菊花则分几种：杭菊、野菊、甜叶菊，还有毫菊、贡菊，以及沾亲带故的菊苣等。总的来说，作为药材使用的大多是前三者。菊花具有清热解毒的作用，人们对它的熟悉程度不亚于薄荷。

　　与菊花有关的方剂有牛黄上清丸、清心泻火汤、杞菊地黄丸等。菊花治疗口臭，从表面上看，与黄连、金银花依靠抑制细菌繁殖的机制相同，事实上不止如此，有人做了实验研究，发现菊花降低硫化物含量的能力较强，特别是在无抑菌浓度作用下仍有降低硫化物含量的作用。

1.《本草经疏》

菊花……专制风木，故为去风之要药。苦可泄热，甘能益血，甘可解毒，平则兼辛，故亦散结。苦入心、小肠，甘入脾、胃，平辛走肝、胆，兼入肺与大肠。其主风头眩、肿痛、目欲脱、泪出、皮肤死肌、恶风、湿痹者，诸风掉眩，皆属肝木，风药先入肝，肝开窍于目，风为阳邪，势必走上，血虚则热，热则生风，风火相搏故也。腰痛去来陶陶者，乃血虚气滞之候，苦以泄滞结，甘以益血脉，辛平以散虚热也。其除胸中烦热者，心主血，虚则病烦，阴虚则热收于内，故热在胸中，血益则阴生，阴生则烦止，苦辛能泄热，故烦热并解。安肠胃、利五脉、调四肢、利血气者，即除热、祛风、益血，入心、入脾、入肝之验也……生捣最治疔疮，血线疔尤为要药，疔者风火之毒也。

2.《药品化义》

甘菊……取白色者，其体轻，味微苦，性气和平，至清之品。《经》曰，治温以清。凡病热退，其气尚温，以此同桑皮理头痛，除余邪。佐黄芪治眼昏，去翳障。助沙参疗肠红，止下血。领石斛、扁豆，明目聪耳，调达四肢。是以肺气虚，须用白甘菊。如黄色者，其味苦重，气香散，主清肺火。凡头风眩晕、鼻塞热壅、肌肤湿痹、四肢游风、肩背疼痛，皆由肺气热，以此清顺肺金，且清金则肝木有制。又治暴赤眼肿、目痛泪出。是以清肺热，须用黄甘菊。

三

今生

菊花主要含有黄酮类、三萜类、挥发油类、有机酸类等化学成分。

学者在实验研究中，发现菊花挥发油可以抑制肺炎双球菌、白色葡萄球菌、乙型溶血性链球菌、金黄色葡萄球菌等病菌的活性，尤其对金黄色葡萄球菌的抑制效果最明显。

此外，现代药理研究发现，菊花具有抗氧化、抑菌、抗肿瘤、抗炎、抗病毒、抗诱变、驱铅、抗衰老、耐疲劳、肝保护、抗基因毒性、抗黑色素沉着、抗溃疡、抗疟原虫、免疫调节和促进胆固醇代谢等药理作用。

临床上用于风热感冒、目赤肿痛、疮痈肿毒等症的治疗，并可预防感冒、肠炎、高血压、冠心病等多种疾病。

四 对话菊花

小　卫：菊花可以治疗哪一种口臭呢？

菊　花：适用于各种口源性口臭类型，不过多搭配其他药物使用。

小　卫：菊花有不良反应吗？

菊　花：本品药食同源，不过，气虚胃寒、食少泄泻者慎用。

小　卫：治疗口臭，哪一种菊花效果更好？

菊　花：野菊、杭菊、毫菊、贡菊等都可以使用。

小　卫：菊花还有其他用途吗？

菊　花：本品具有"散风清热，平肝明目，清热解毒"之功，临床可用于治头痛、眩晕、目赤、心胸烦热、疔疮、肿毒。

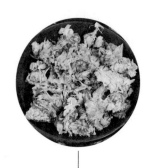

五

用法指引

🌿 1. 蒲公英甘菊茶 ⋯⋯⋯⋯⋯⋯⋯⋯⋯⋯⋯⋯⋯⋯⋯⋯

　　蒲公英10克，金银花10克，菊花15克，甘草5克。开水冲泡代茶饮，可反复冲泡数次。适合具有慢性牙周炎或牙龈炎，胃火偏盛的口臭人群。

🌿 2. 菊花决明子茶 ⋯⋯⋯⋯⋯⋯⋯⋯⋯⋯⋯⋯⋯⋯⋯⋯

　　菊花15克，决明子10克，绿茶若干。开水冲泡代茶饮，可反复冲泡数次。适合胃火偏盛，大便不畅的口臭人群。

六 趣闻

《后汉书·郡国志》注引《荆州记》一书说："（南阳郦县）县北八里有菊水，其源旁悉芳菊，水极甘馨。又中有三十家，不复穿井，仰饮此水，上寿百二三十，中寿百余，七十者犹以为夭。汉司空王畅、太傅袁隗为南阳令，县月送三十余石，饮食、澡浴悉用之。太尉胡广父患风羸，南阳恒汲饮此水，疾遂瘳。此菊茎短花大，食之甘美，异于余菊。广又收其实，种之京师，遂处处传植之。"

由此可知，菊花的故乡应为南阳郦县菊水，即今河南内乡县境内，当地也是我国著名的长寿之乡。汉太尉胡广，字伯始，南郡华容（今湖北潜江西南）人，官至太傅，为人谦和，熟悉典章，当时人有"天下中庸有胡公"的谚语，他把野生菊花引种至今河南洛阳，然后广传各地。应该说这是胡广对人类的一大贡献，堪称中国育菊第一人。

第十章

广东的祛湿凉茶

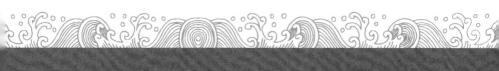

一 湿 热

　　岭南气候湿热，"一岁之间，蒸湿过半，三伏之内，反不甚热，盛夏连雨"，稍不留意便容易出现口干口苦、身体困重、大便黏滞、面目油光等，这时候，一杯凉茶有时就能解燃眉之急。

　　在此推荐一款广东凉茶——清补凉。清补凉并不是一个特定的处方，它由党参、薏苡仁、莲子、芡实、麦冬、沙参、枸杞子、五指毛桃、玉竹、绿豆等组成，口感佳，清热利湿而不伤气阴，相对来说，更大众。不过，阳虚或痰湿体质的人，即便是清补凉，也是不太适合的。

　　现代中医研究认为，湿热证可引起全身的病理改变，易诱发溃疡性结肠炎、慢性胃炎、慢性乙型肝炎、慢性肾脏病、肠易激综合征、肺炎咳喘等多种疾病，严重影响机体健康。湿热证根据脏象可分为上焦湿热、中焦湿热、下焦湿热，根据脏腑病位可分为湿热壅肺、大肠湿热、脾胃湿热、肝胆湿热、膀胱湿热、肾病湿热。清热祛湿是湿热证的治疗原则，中药凭借其抗炎性、抗氧化、调节肠道菌群、降血糖、降血脂、增强免疫力的药理作用可达到治疗湿热证的目的。

现代分子机制研究表明湿热证候可通过炎症、免疫、代谢、胃肠道微生态等环节塑造肿瘤免疫微环境的形成，促进肿瘤的发生和转移。湿热动物模型的研究也证明湿热可促进肿瘤的发生发展。临床研究提示清热祛湿疗法可多通路、多靶点调节肿瘤微环境中的黏附分子、细胞因子的表达水平，有效抑制多种肿瘤的发生和转移，这是中医药防治肿瘤的特有优势。基于湿热证型的理论基础和现代研究进展，可认为"湿热"是肿瘤发生发展的重要诱导因素之一。

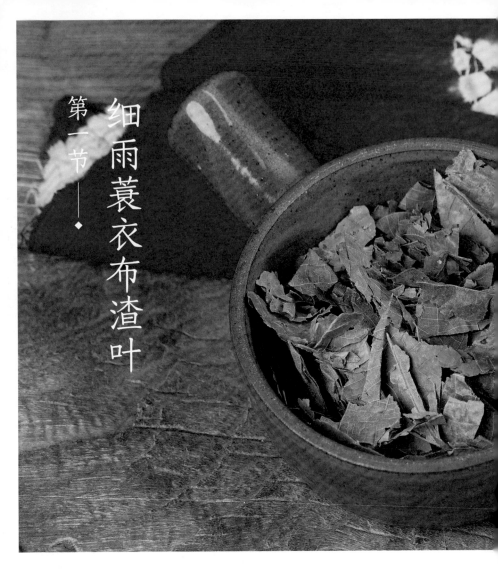

细雨蓑衣布渣叶

第一节 ——•

布渣叶像是路边的小乞丐，衣裳破烂，但双眼灵动，举止有度。布渣叶在人体世界中的工作主要是清热利湿，尤其是天气湿热或机体内部湿热之时。夏天暑热之时，一杯布渣叶酸酸凉凉的，当真合适。

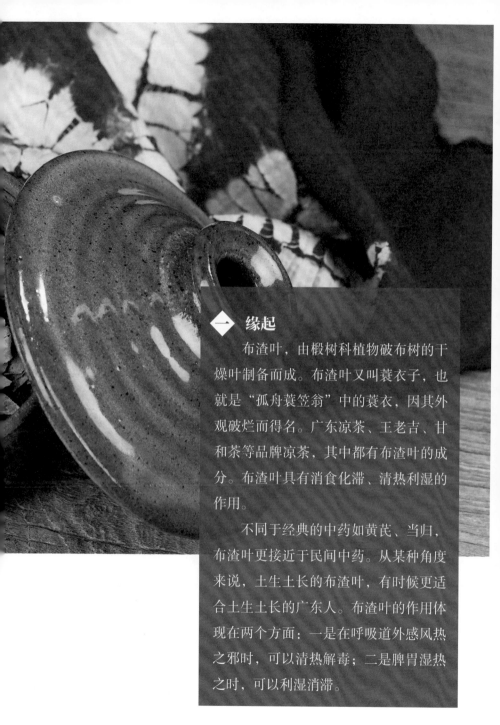

◆ 缘起

布渣叶，由椴树科植物破布树的干燥叶制备而成。布渣叶又叫蓑衣子，也就是"孤舟蓑笠翁"中的蓑衣，因其外观破烂而得名。广东凉茶、王老吉、甘和茶等品牌凉茶，其中都有布渣叶的成分。布渣叶具有消食化滞、清热利湿的作用。

不同于经典的中药如黄芪、当归，布渣叶更接近于民间中药。从某种角度来说，土生土长的布渣叶，有时候更适合土生土长的广东人。布渣叶的作用体现在两个方面：一是在呼吸道外感风热之邪时，可以清热解毒；二是脾胃湿热之时，可以利湿消滞。

二

前世

1. 《生草药性备要》 ┈┈┈┈┈┈┈┈┈┈┈┈┈┈┈┈┈┈

   味酸，性平，无毒。

2. 《本草求原》 ┈┈┈┈┈┈┈┈┈┈┈┈┈┈┈┈┈┈┈

   解一切蛊胀药毒，清热，消积食，黄疸。

3. 《肇庆志》 ┈┈┈┈┈┈┈┈┈┈┈┈┈┈┈┈┈┈┈┈

   破布叶出阳江、阳春、恩平，状如掌而绿，岭南舟
   人多用香烟及毒水迷闷过客，以此草煎汤服之立解。

4. 《陆川本草》 ┈┈┈┈┈┈┈┈┈┈┈┈┈┈┈┈┈┈┈

   收敛去腐。治小儿盗汗；溃疡，煎汤外洗。

三

今生

　　布渣叶含有黄酮、生物碱、三萜、甾体、挥发油、有机
酸等成分。其中，黄酮类是布渣叶中的主要成分。

　　现代药理研究发现，布渣叶尚有调节血脂、解热镇痛、
抗炎、促进消化、增加冠状动脉血流、抗衰老等药理作用。
值得进一步研究。

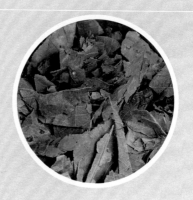

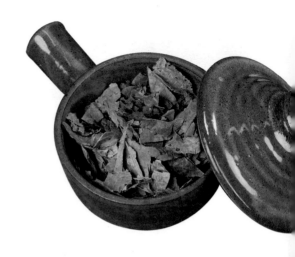

◆四 对话布渣叶

小　卫：布渣叶适合湿热人群吗？

布渣叶：是的，并且可以和鸡骨草、茵陈等搭配使用。

小　卫：布渣叶有毒副作用吗？

布渣叶：目前认为本品无毒。

小　卫：布渣叶有其他作用吗？

布渣叶：本品具有"消食化滞，清热利湿"之功，目前主要用于急性上呼吸道感染和消化不良，比如饮食积滞、感冒发热、湿热黄疸等。关于调节血脂的作用，目前尚在研究中。

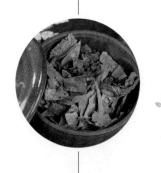

🌿 1. 布渣叶夏枯草雪梨汤

布渣叶30克，夏枯草15克，雪梨2个，木瓜250克，猪瘦肉150克，蜜枣4颗，盐适量，清水8杯。洗净布渣叶、夏枯草和蜜枣，雪梨洗净后切件；木瓜去皮、去核，洗净后切件；猪瘦肉洗净，焯水后再冲洗干净。将清水放入瓦煲内，放入全部材料煲约2小时后，下盐调味即可。本品具有清肝利湿之功效。

🌿 2. 布渣脚金鸭肾汤

鲜鸭肾1个（或陈肾100克），布渣叶15克，独脚金10克，蜜枣4颗，萝卜（小）1个。将布渣叶、独脚金、蜜枣洗净，萝卜去皮后切厚件。将鲜鸭肾洗净，但不要剥去黏附在鸭肾内壁上的金黄色厚膜，如果是陈肾的话就用清水浸透，洗干净备用。加水两大碗，先用武火烧至水开，然后放入所有材料，改用中火煲1.5小时，下盐调味即可饮用。本品适合小孩健脾开胃、利湿消滞。

◆ 六 趣闻

　　很久以前有位官员被流放到岭南，路上被强盗打劫，衣衫褴褛，身无分文，肚子胀满又发热，恰好路上遇到村民，村民就给他喝了些茶。没想到茶喝下去一个时辰，居然病都好了。然后村民又资助官员到衙门上任。

　　官员上任后很感谢村民，就给村民在衙门附近开了个茶馆。一天，官员突然问村民那种神药的名字。村民也不知名字，只告诉他是一种被虫吃满洞洞的叶子。官员回想起那件被强盗扯破的衣服，打趣道："就叫破布叶吧。"从此破布叶之名流传至今，后来又称其为"布渣叶"。

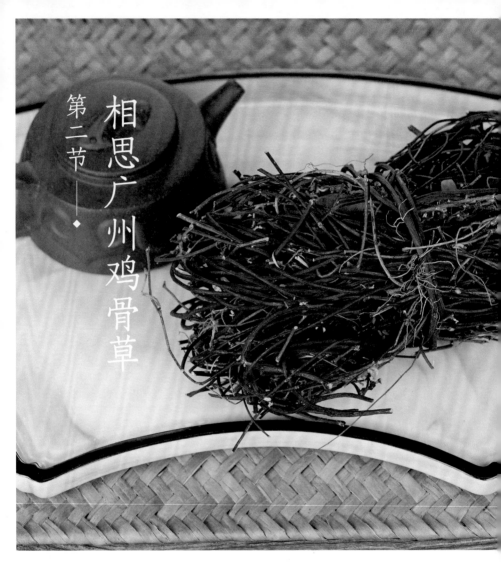

第二节

相思广州鸡骨草

鸡骨草似是湿热学派的入门弟子，与茵陈的工作大同小异。人体世界的湿热可分布于肝胆、脾胃或肌肉关节等，而鸡骨草的特长在于清肝胃湿热。它与茵陈比较，虽然失之于青涩，但口味良好，少了点苦寒。

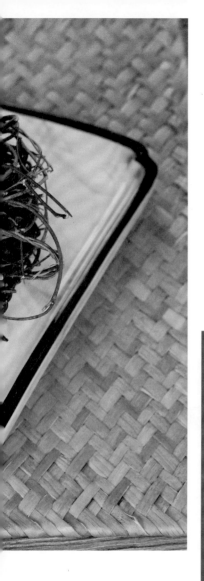

 缘起

鸡骨草，由豆科植物广州相思子的干燥全株制备而成。需要注意的是，鸡骨草的种子有毒，必须把豆荚全部摘除干净。其实，不论广州相思子，还是有着"红豆生南国"之称的相思豆，都有强烈毒性。当然，鸡骨草是无毒的，它具有清热利湿、疏肝止痛的作用，亦是广东人煲汤的常用材料。

鸡骨草与布渣叶经常协同使用，二者具有清热利湿的功效，不过，布渣叶着力的地方主要是脾胃，鸡骨草则在肝胃。

1. 《南宁市药物志》
消炎解毒，治传染性肝炎，跌打驳骨。叶：捣绒敷乳疮。

2. 《中国药用植物图鉴》
治风湿骨痛，跌打损伤，瘀血内伤；并作清凉解热药。

3. 《岭南草药志》
清郁热，舒肝，和脾，续折伤。

今生

鸡骨草含有大量丰富的化学成分，如白桦酸等三萜类成分、儿茶素等黄酮类成分、相思子碱等生物碱类成分、大黄酚等蒽醌类成分以及无机元素。

有学者研究发现，鸡骨草醇提取物对急性肝损伤有一定的保护作用，并可降低病鼠的肝脏系数和血清中谷丙转氨酶、谷草转氨酶的含量，减轻肝细胞脂肪变性及病理损伤，对大鼠的脂肪肝有改善作用。

临床上常用于湿热黄疸、胁肋不舒、胃脘胀痛、乳痈肿痛、脂肪性肝病、肝炎和跌打内伤的治疗。此外，鸡骨草还具有抗肿瘤、抗氧化、抗菌、抗病毒、抗炎镇痛、促进伤口愈合、免疫调节等多种药理作用。

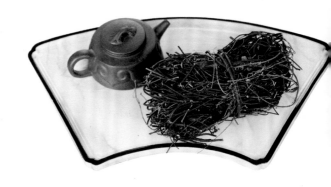

◆四 对话鸡骨草

小　卫：鸡骨草适合哪一种类型的湿热呢？

鸡骨草：本品主要适合肝胃湿热。

小　卫：鸡骨草有毒副作用吗？相思子可是带有毒性的。

鸡骨草：本品安全无毒，不用担心。有毒的只是种子。

小　卫：鸡骨草主要在什么疾病上运用？

鸡骨草：本品具有"利湿退黄，清热解毒，疏肝止痛"之功，既可
　　　　保健，也可药用，目前在消化领域、肿瘤领域、抗感染领
　　　　域都有实践运用，比如湿热黄疸、胁肋不舒、胃脘胀痛、
　　　　乳痈肿痛。

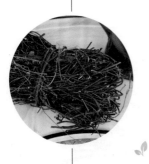

五

用法指引

1. 鸡骨草煲猪横脷

猪横脷（猪脾）1条，猪瘦肉150克，鸡骨草60克，生姜3片，陈皮10克，蜜枣3粒。鸡骨草用清水泡洗，猪横脷和猪瘦肉焯水。然后把所有用料一起放到煲里，武火煲沸后，再文火煲2小时，加盐即可饮用。适合于肝胃湿热。

2. 薏苡仁鸡骨草茯苓煲

绿豆50克，薏苡仁50克，鸭肉适量，鸡骨草20克，茯苓15克，冬瓜250克，食盐适量。薏苡仁与绿豆清洗干净后，提前用清水浸泡1小时，茯苓用清水洗去表面的浮灰。鸭肉洗净斩件，去掉鸭屁股，焯水后待用。鸡骨草清洗后，用清水浸泡15分钟。用砂锅将足量的清水煮开后，下除冬瓜外的所有材料。文火煲1小时40分钟后下冬瓜。冬瓜煲10分钟，下盐，继续煲10分钟即可。适合夏天暑气湿热。

◆六 趣闻

很久以前，广东有个王员外，家中儿子多日胁肋不舒服，胃脘部胀痛，不思茶饭，面色姜黄，身如橘色。这可急坏了王员外的一家老小。王员外四处打听治疗的办法，张贴榜单，重金聘请能治此病的大夫。

一连好几天过去了，家仆来报信说："院门口来了一个乞丐，他揭了榜。"员外迟疑了一下，然后笑着说："请他进来。"乞丐随即向员外要求笔墨纸砚，写下了汤药的配方：鸡骨草4钱，猪横脷1条，猪里脊半斤，蜜枣3粒，姜1小块，盐1茶匙，清水1斗，3剂。

员外赶紧吩咐仆人去抓药，乞丐临走时强调说要煲汤服。服了几碗汤剂后，员外儿子的病情明显有所好转，服完3剂后，便痊愈了。从此鸡骨草煲汤便成了一种治疗"黄疸"的好方法。

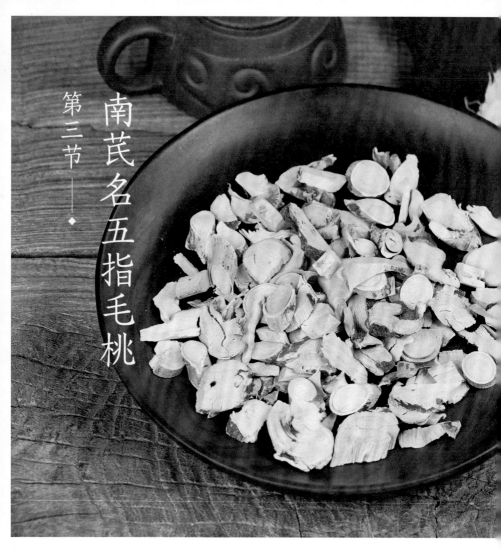

第三节——◆

南芪名五指毛桃

　　五指毛桃如同古典名著《三侠五义》里面的南侠：一方面是侠之大者，为国为民；另一方面，则与北芪（黄芪）相对应。人体世界的祛湿法门虽多，但清热利湿、利水渗湿等往往亦有耗损正气的副作用，而五指毛桃则在利湿之余，仍然可以扶持正气。

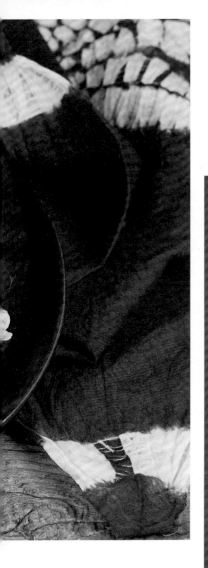

一 缘起

五指毛桃，由桑科植物裂掌榕的根制备而成。五指毛桃又称为"南芪"，与北方的黄芪相对应，二者均具有补气健脾的功效，但黄芪性质偏温，五指毛桃则甘平。并且，五指毛桃还具有利湿通络的作用，为黄芪所不及。广东气候湿热，很多人的体质并不适合过于温热的药材，而五指毛桃则更适合当地人。

当然，五指毛桃不能完全替代黄芪，但也不是浪得虚名：一是健脾利湿，与布渣叶、鸡骨草不一样，五指毛桃非常平和，几乎适合所有的人群，且利湿而不伤正气，殊为难得；二是舒筋通络，在风湿痹痛领域，五指毛桃也有一席之地；三是补益脾肺，与黄芪相似，但不会让广东人"上火"；四是可以祛风，在呼吸道感染领域，也是"一把手"的地位。

前世

今生

1. 《生草药性备要》

消毒疮，洗疳痔，祛皮肤肿痛。根：治热咳痰火，理跌打刀伤。浸酒：祛风，壮筋骨。

2. 《植物名实图考》

治疯气，去红肿。

3. 《福建民间草药》

祛风解毒，化湿行气。

4. 《陆川本草》

强壮，通乳。治风湿骨痛，跌打驳骨，妇人乳少。

5. 《南宁市药物志》

根皮：行气，去风湿，利关节，壮筋骨。治跌打接骨，风湿痿痹，去瘀生新。

五指毛桃的主要化学成分为苯丙素类、黄酮类、萜类、甾体类、挥发油类及酚类化合物。

有学者在动物实验研究中，认为五指毛桃与黄芪均具有益气功效，但是五指毛桃对于胃肠道作用及改善胃肠道环境具有更佳效果，说明其益气健脾和胃的药理作用优于黄芪，但是在药物运用方面须控制好剂量。

现代药理研究发现，五指毛桃具有止咳化痰平喘、胃肠道及肝保护作用、抗炎镇痛、抗菌、抗氧化等生物活性。

◆四 对话五指毛桃

小　　卫：五指毛桃适合哪一种类型的湿困呢？

五指毛桃：本品适合于所有类型的湿困。

小　　卫：五指毛桃长期服用有副作用吗？

五指毛桃：本品无毒，甘平，可以保健，也可以药用。不过，请注意断肠草与五指毛桃外观相似，千万不要混淆。

小　　卫：五指毛桃还有其他过人之处吗？

五指毛桃：本品具有"健脾补肺，行气利湿，舒筋活络"之功，在抗感染领域、消炎镇痛领域、消化领域、免疫调节领域具有巨大贡献，比如脾虚浮肿、食少无力、肺痨咳嗽、盗汗、带下、产后无乳、风湿痹痛、水肿、肝硬化腹水、肝炎、跌打损伤。要不，如何与黄芪相提并论？

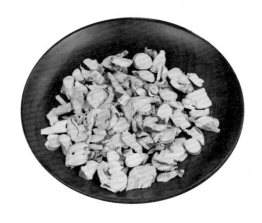

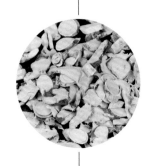

五

用法指引

🌱 1. 五指毛桃煲猪骨 ·······

猪骨2块，鸡腿1个，五指毛桃100克，枸杞子20克，蜜枣2颗。猪骨洗净，鸡腿洗净，剁成小段，蜜枣、枸杞子洗净；五指毛桃用清水浸泡10分钟，清洗干净；锅中烧水，水烧开后放入猪骨焯烫1分钟；捞出猪骨后，放入鸡腿焯烫1分钟；将焯烫后的猪骨和鸡腿洗去浮沫，放入汤煲；加入清水800毫升；武火烧开，用饭勺小心撇去浮沫；放入五指毛桃、枸杞子和蜜枣；转文火，继续煲2小时左右，关火后加少许盐调味。可健脾利湿，扶养正气。

🌱 2. 五指毛桃茯苓瘦肉汤 ·······

猪瘦肉100克，五指毛桃30克，茯苓10克，陈皮5克，姜3片。煎汤内服。可健脾祛湿化痰。

◇ 六 趣闻

五指毛桃有很多别称，比如五爪龙、土黄芪、五叉牛奶等。

五指毛桃属桑科植物，并不是桃，广泛分布于以粤北地区为主的山区，自然生长于深山幽谷中，因其叶子长得像五指，而且叶片长有细毛，果实成熟时像毛桃而得名。但事实上，无论三叶、五叶、七叶的五指毛桃，都是可以使用的。

有人对五指毛桃的香味特别着迷。人们从五指毛桃香味萃取物中共鉴定出16种物质，其中含量较高的组分有齐墩果烷醋酸酯、补骨脂素、亚麻酸、棕榈酸、佛手柑内酯、油酸、角鲨烯、芥酸酰胺等。看来，广东人对五指毛桃的热爱，不仅在于它的功效，更在于它煲汤时所散发的香味。

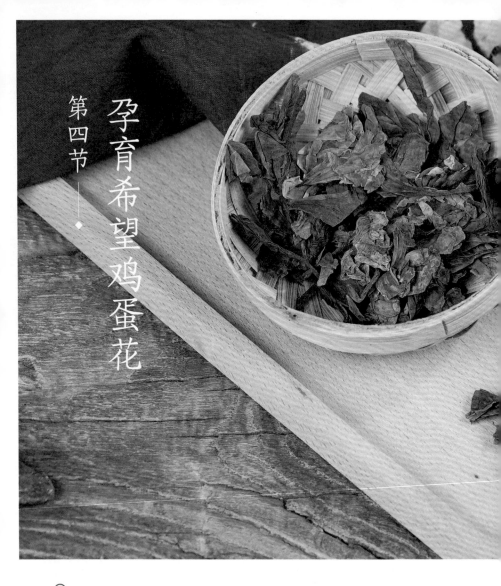

第四节

孕育希望鸡蛋花

　　鸡蛋花犹如一个小有所成的得道僧人。鸡蛋花的能力并无特别出众之处，在人体世界也是负责利湿工作，与木棉花一般，但外表端庄优美，姿容受人们欢迎。鸡蛋花善于抑制细菌和真菌，也算是"降魔"手段，与其身份契合。

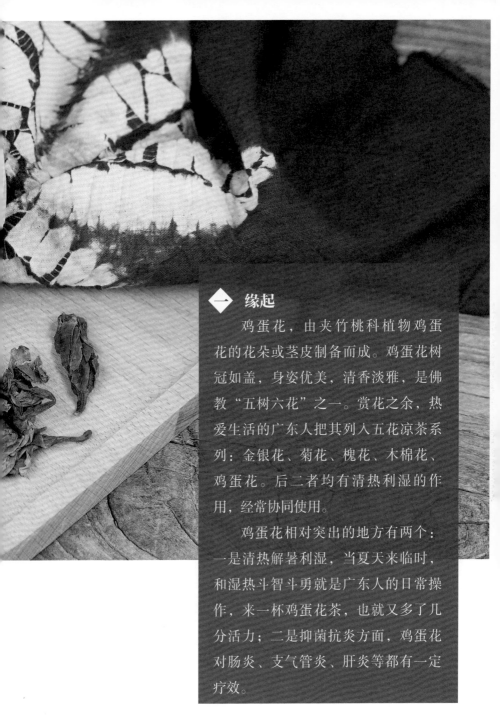

◇ 缘起

鸡蛋花，由夹竹桃科植物鸡蛋花的花朵或茎皮制备而成。鸡蛋花树冠如盖，身姿优美，清香淡雅，是佛教"五树六花"之一。赏花之余，热爱生活的广东人把其列入五花凉茶系列：金银花、菊花、槐花、木棉花、鸡蛋花。后二者均有清热利湿的作用，经常协同使用。

鸡蛋花相对突出的地方有两个：一是清热解暑利湿，当夏天来临时，和湿热斗智斗勇就是广东人的日常操作，来一杯鸡蛋花茶，也就又多了几分活力；二是抑菌抗炎方面，鸡蛋花对肠炎、支气管炎、肝炎等都有一定疗效。

二
前世

 1. 《岭南采药录》
治湿热下痢，里急后重，又能润肺解毒。

 2. 《南宁市药物志》
止咳。

三
今生

　　鸡蛋花中分离并获得的化学成分主要有环烯醚萜类、三萜类、黄酮醇类、醇类、醛类和脂肪酸类等。其中，鸡蛋花所含的环烯醚萜类化合物（如鸡蛋花素等）具有很强的抗真菌和肿瘤活性作用。

　　学者在实验研究中，从埃及产红鸡蛋花及粉红鸡蛋花的根中分离得到抗菌成分鸡蛋花素等，它们具有很强的抗真菌作用，对革兰氏阳性和阴性细菌以及结核杆菌都有明显的抑制效果。鸡蛋花苷对革兰氏阴性和阳性细菌也有显著的抑制作用。此外，鸡蛋花苷还有明显的通便作用。红鸡蛋花的茎、皮、叶及带皮茎的水提取液对兔、豚鼠、猫和小鼠均有局部麻醉作用和解痉作用。

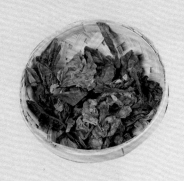

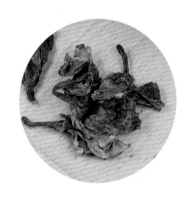

◆四◆ 对话鸡蛋花

小　卫：鸡蛋花适合哪一种湿重类型？

鸡蛋花：本品适合湿热型人群，可搭配健脾类药材使用。

小　卫：鸡蛋花有毒性吗？它是夹竹桃科的。

鸡蛋花：鸡蛋花树属于夹竹桃科，是有毒的植物。但目前未发现鸡蛋花有毒。不过，凡暑湿兼寒、寒湿泄泻、肺寒咳嗽者，皆宜慎用。

小　卫：鸡蛋花可以泡水喝吗？简单方便。

鸡蛋花：可以的。鸡蛋花的有效成分是挥发油。

小　卫：鸡蛋花还有其他用途吗？

鸡蛋花：本品具有"清热解暑，利湿，止咳，预防中暑"之功，可用于腹泻、细菌性痢疾、消化不良、小儿疳积、传染性肝炎、支气管炎等。

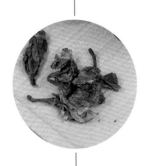

1. 鸡蛋花山楂饮

干品鸡蛋花10克，山楂5克，红茶或者绿茶3克，蜂蜜适量。前三味材料用200毫升开水冲泡，加盖闷10分钟，加入适量蜂蜜调匀即可饮用。可清热祛湿，解腻消滞。

2. 和中化湿汤

木棉花10克，鸡蛋花10克，槐花10克，薏苡仁15克，猪瘦肉100克，炒扁豆30克，陈皮或砂仁5克。木棉花、鸡蛋花、槐花、薏苡仁、猪瘦肉，炒扁豆、陈皮或砂仁洗净，一同放入砂煲中，加清水适量，用武火煲沸，再转文火煲1小时即可。适合湿热脾虚者饮用。

六 趣闻

　　鸡蛋花的花语是孕育希望、质朴淳朴、复活新生。鸡蛋花的花色与鸡蛋较为相似，而鸡蛋可以孕育小鸡，有着希望的意思。鸡蛋花的花形简单，在每年冬季休眠后，第二年春天又会开出美丽的花朵，将其送给朋友，有着赞美的意思。

　　鸡蛋花在很多国家和地区深受人们喜爱。在老挝，鸡蛋花被定为国花而备受尊崇；在热带旅游胜地夏威夷，人们喜欢将采下来的鸡蛋花穿成花环作为佩戴的装饰品，因此鸡蛋花又是夏威夷的节日象征；在我国，鸡蛋花不仅是广东省肇庆市的两种市花之一（另一种是荷花），更是热情的西双版纳傣族同胞招待宾客最好的特色菜。

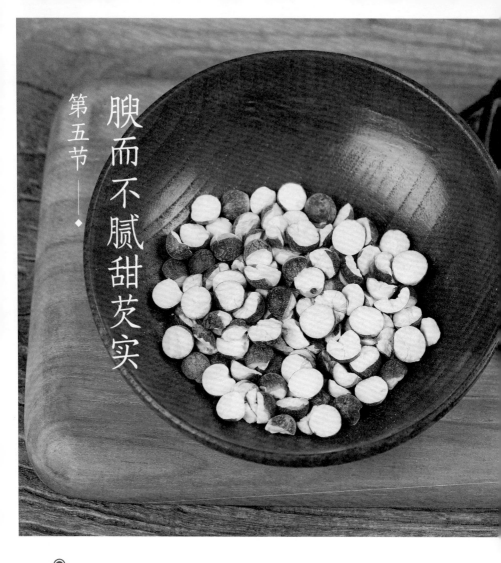

第五节——◆

腴而不腻甜芡实

　　芡实外观如同白白净净的小胖子，最爱说甜言蜜语，却无半点油腻形象。甜食对于人体世界来说，往往意味着能量，而现代社会，能量过剩是普遍存在的问题，所以现下饮料界都在宣传无糖。芡实虽甜，可以满足口腹之欲，却无增肥之嫌，怎能不受人喜爱？

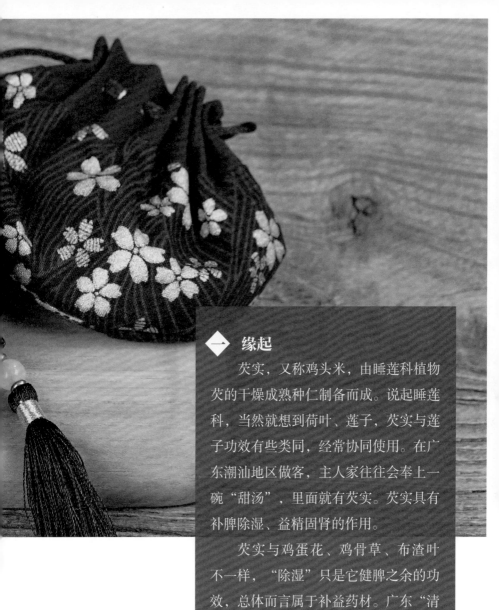

一　缘起

茨实，又称鸡头米，由睡莲科植物茨的干燥成熟种仁制备而成。说起睡莲科，当然就想到荷叶、莲子，茨实与莲子功效有些类同，经常协同使用。在广东潮汕地区做客，主人家往往会奉上一碗"甜汤"，里面就有茨实。茨实具有补脾除湿、益精固肾的作用。

茨实与鸡蛋花、鸡骨草、布渣叶不一样，"除湿"只是它健脾之余的功效，总体而言属于补益药材。广东"清补凉"大多会有茨实的身影，不然，只有"清"，没有"补"，就会名不副实。

1. 《本草新编》

芡实……佐使者也，其功全在补肾去湿。夫补肾之药，润泽者居多，润泽者则未免多湿矣。而芡实补中去湿，性又不燥，故能去邪水而补真水，与诸补阴之药同用，尤能助之以添精，不虑多投以增湿也……芡实不特益精，且能涩精……与山药并用，各为末，日日米饭调服，虽遗精至衰惫者，不旬日而精止神旺矣。

2. 《本草求真》

芡实如何补脾？以其味甘之故。芡实如何固肾？以其味涩之故。惟其味甘补脾，故能利湿，而使泄泻腹痛可治。惟其味涩固肾，故能闭气，而使遗带、小便不禁皆愈。功与山药相似，然山药之阴本有过于芡实，而芡实之涩更有甚于山药；且山药兼补肺阴，而芡实则止于脾肾而不及于肺。

3. 《本草经百种录》

鸡头实……甘淡，得土之正味，乃脾肾之药也。脾恶湿而肾恶燥。鸡头……淡渗甘香，则不伤于湿；质黏味涩，而又滑泽肥润，则不伤于燥。凡脾肾之药，往往相反，而此则相成，故尤足贵也。

芡实作为一种药食两用植物，营养丰富，含有多种氨基酸、脂肪酸和微量元素，所含的多酚、倍半新木脂素、生育酚、脑苷脂和环二肽被认为是主要的药用成分。

有研究发现，芡实多糖能显著提高小鼠的负重游泳时间，改善机体代谢情况，加速肝糖原分解，增加能量供应。芡实酚醛提取物同样可以明显延长小鼠的平均游泳时间。

芡实药理作用的研究主要围绕其抗氧化活性，还包括降血糖、降低尿蛋白、抗心肌缺血、抑菌和保护胃黏膜，其研究范围有待拓展，作用机制还有待进一步研究。

目前对芡的利用依旧只集中于种仁，其他部位基本遭到废弃，造成资源的大量浪费。芡的叶和茎可作为夏季新鲜蔬菜，种仁也可作为主食食用，种壳、种仁可治疗糖尿病及各类肾性蛋白尿，尤其适用于服用血管紧张素转化酶抑制剂或雷公藤、黄芪制剂无效和效果不显著的部分患者。

四 对话芡实

小　卫：芡实适合湿热人群还是寒湿人群呢？

芡　实：本品可用于所有湿证人群，无论寒热。

小　卫：芡实有副作用吗？

芡　实：本品药食同源，没有毒害。

小　卫：芡实还有其他用途吗？

芡　实：本品的主要功效是"益肾固精，补脾止泻，除湿止带"，临床可用于遗精滑精、遗尿尿频、脾虚久泻、白浊、带下。

🌿 1. 山药芡实炖鱼肚

鱼肚1个，山药50克，芡实30克。先把准备好的山药、芡实在清水中洗净，浸泡半小时；鱼肚用开水浸泡20分钟，洗净后切成几件；把全部用料一起放入炖盅内，加开水适量，炖盅加盖，文火隔水炖1～2小时，调味即可。随量饮用。味道鲜美，可以起到补肾涩精、健脾益气的作用。

🌿 2. 芡实薏苡仁炖老鸭

老鸭肉200克，猪瘦肉100克，芡实、薏苡仁、山药各15克，陈皮5克，生姜3片，精盐、黄酒少量。鸭肉洗净，切块；猪瘦肉洗净，切块。芡实、薏苡仁、山药洗净，与鸭肉、猪瘦肉一同放入砂锅中，加入生姜、陈皮及适量清水，武火煮沸，去浮沫，再文火熬煮1.5小时，调入精盐、黄酒即成。具有健脾益肾、滋阴养胃的功效，适用于神疲乏力、腹泻、尿频或见腰膝酸痛、下肢水肿等症状的人群食用。

3. 益智芡实大枣饮

芡实15克，益智10克，大枣5颗。上述用料洗净，一同放入砂锅中，加适量清水，武火煮沸，再文火熬煮20分钟即成。具有益气健脾、固肾的功效，对于成人夜尿频多或小儿尿频有很好的辅助治疗效果。

六　趣闻

《东坡杂记》云："人之食芡也，必枚啮而细嚼之，未有多嚼而亟咽者也。舌颊唇齿，终日嗫嚅，而芡无五味，腴而不腻，足以致上池之水。故食芡者，能使人华液通流，转相挹注。"意思是说，芡实一枚一枚地嚼咽，每天10～20粒，持之以恒，长年不辍，能滋润肺脏，补益脑髓，促进消化。

东南亚人喜用芡实粉与绿豆、薏苡仁、百合炖汤，放冰糖，味佳，补中益气，开胃解热，滋养壮体。广州街头的凉茶中也放芡实，还经常做成甜食。海外在做鱼肉佳肴或灌制香肠时也放芡实。